RECEITAS KETO 2022

RECEITAS DELICIOSAS PARA UMA VIDA SAUDÁVEL

MIRIAM PORTALUPPI

Índice

3

Espetos de bacon e cogumelos incríveis

Você só precisa de cerca de 20 minutos para fazer este almoço simples e muito saboroso!

Tempo de preparo: 10 minutos

Tempo de cozimento: 20 minutos

Porções: 6

Ingredientes:

- 1 libra de tampas de cogumelos
- 6 tiras de bacon
- Sal e pimenta preta a gosto
- ½ colher de chá de páprica doce
- Algum doce mesquite

Instruções:

1. Tempere as tampas dos cogumelos com sal, pimenta e páprica.
2. Espete uma tira de bacon nas pontas de um espeto.
3. Espete uma tampa de cogumelo e dobre o bacon.
4. Repita até obter uma trança de cogumelos e bacon.
5. Repita com os restantes cogumelos e a tira de bacon.

6. Tempere com algaroba doce, coloque todos os espetos na grelha pré-aquecida em fogo médio, cozinhe por 10 minutos, vire e cozinhe por mais 10 minutos.

7. Divida entre os pratos e sirva no almoço com uma salada de acompanhamento!

Aproveitar!

Nutrição:calorias 110, gordura 7, fibra 4, carboidratos 2, proteína 10

Sopa de Tomate Simples

Você só precisa de 5 minutos para preparar seu almoço keto!

Tempo de preparo: 10 minutos

Tempo de cozimento: 5 minutos

Porções: 4

Ingredientes:

- 1 litro de sopa de tomate enlatado
- 4 colheres de ghee
- ¼ xícara de azeite
- ¼ xícara de molho de pimenta vermelha
- 2 colheres de vinagre de maçã
- Sal e pimenta preta a gosto
- 1 colher de chá de orégano, seco
- 2 colheres de chá de açafrão, moído
- 8 tiras de bacon, cozidas e desintegradas
- Um punhado de cebolinha verde, picada
- Um punhado de folhas de manjericão, picadas

Instruções:

1. Coloque a sopa de tomate em uma panela e aqueça em fogo médio.

2. Adicione o azeite, ghee, molho picante, vinagre, sal, pimenta, açafrão e orégano, mexa e cozinhe por 5 minutos.

3. Desligue o fogo, divida a sopa em tigelas, cubra com pedaços de bacon, manjericão e cebolinha.

Aproveitar!

Nutrição:calorias 400, gordura 34, fibra 7, carboidratos 10, proteína 12

Salsichas embrulhadas em bacon

Estes são tão deliciosos! Você realmente vai adorar este almoço keto!

Tempo de preparo: 10 minutos

Tempo de cozimento: 30 minutos

Porções: 4

Ingredientes:

- 8 tiras de bacon
- 8 salsichas
- 16 fatias de queijo jack pimenta
- Sal e pimenta preta a gosto
- Uma pitada de alho em pó
- ½ colher de chá de páprica doce
- 1 pitada de cebola em pó

Instruções:

1. Aqueça a grelha da cozinha em fogo médio, adicione as salsichas, cozinhe por alguns minutos de cada lado, transfira para um prato e deixe-as de lado por alguns minutos para esfriar.

2. Corte uma fenda no meio de cada linguiça para criar bolsos, recheie cada uma com 2 fatias de queijo e tempere com sal, pimenta, páprica, cebola e alho em pó.

3. Enrole cada linguiça recheada em uma tira de bacon, prenda com palitos de dente, coloque em uma assadeira forrada, introduza no forno a 400 graus F e asse por 15 minutos.

4. Sirva quente no almoço!

Aproveitar!

Nutrição:calorias 500, gordura 37, fibra 12, carboidratos 4, proteína 40

Almoço Bisque de Lagosta

Você está procurando uma receita especial de ceto para fazer no almoço? Tente este próximo!

Tempo de preparo: 10 minutos

Tempo de cozimento: 1 hora

Porções: 4

Ingredientes:

- 4 dentes de alho, picados
- 1 cebola roxa pequena, picada
- 24 onças de pedaços de lagosta, pré-cozidos
- Sal e pimenta preta a gosto
- ½ xícara de pasta de tomate
- 2 cenouras, finamente picadas
- 4 talos de aipo, picados
- 1 litro de caldo de frutos do mar
- 1 colher de azeite
- 1 xícara de creme de leite
- 3 folhas de louro
- 1 colher de chá de tomilho, seco
- 1 colher de chá de pimenta

- 1 colher de chá de páprica
- 1 colher de chá de goma xantana
- Um punhado de salsa, picada
- 1 colher de sopa de suco de limão

Instruções:

1. Aqueça uma panela com o azeite em fogo médio, adicione a cebola, mexa e cozinhe por 4 minutos.
2. Adicione o alho, mexa e cozinhe por mais 1 minuto.
3. Adicione o aipo e a cenoura, mexa e cozinhe por 1 minuto.
4. Adicione a pasta de tomate e o caldo e mexa tudo.
5. Adicione as folhas de louro, sal, pimenta, pimenta, páprica, tomilho e goma xantana, mexa e cozinhe em fogo médio por 1 hora.
6. Descarte as folhas de louro, adicione o creme de leite e deixe ferver.
7. Bata no liquidificador, adicione os pedaços de lagosta e cozinhe por mais alguns minutos.
8. Adicione o suco de limão, mexa, divida em tigelas e polvilhe salsa por cima.

Aproveitar!

Nutrição:calorias 200, gordura 12, fibra 7, carboidratos 6, proteína 12

Salada simples de Halloumi

Basta reunir todos os ingredientes que você precisa e desfrutar de um dos melhores almoços cetogênicos!

Tempo de preparo: 10 minutos

Tempo de cozimento: 10 minutos

Porções: 1

Ingredientes:

- 3 onças de queijo halloumi, fatiado
- 1 pepino, fatiado
- 1 onça nozes, picadas
- Um fio de azeite
- Um punhado de rúcula bebê
- 5 tomates cereja, cortados ao meio
- Um pouco de vinagre balsâmico
- Sal e pimenta preta a gosto

Instruções:

1. Aqueça a grelha da cozinha em fogo médio-alto, adicione os pedaços de halloumi, grelhe-os por 5 minutos de cada lado e transfira para um prato.

2. Em uma tigela, misture os tomates com o pepino, as nozes e a rúcula.

3. Adicione os pedaços de halloumi por cima, tempere tudo com sal, pimenta, regue o azeite e o vinagre, misture bem e sirva.

Aproveitar!

Nutrição:calorias 450, gordura 43, fibra 5, carboidratos 4, proteína 21

Ensopado de Almoço

É tão farto e delicioso! Confie em nós!

Tempo de preparo: 10 minutos

Tempo de cozimento: 3 horas e 30 minutos

Porções: 6

Ingredientes:

- 8 tomates, picados
- 5 quilos de pernil de boi
- 3 cenouras, picadas
- 8 dentes de alho, picados
- 2 cebolas, picadas
- 2 xícaras de água
- 1 litro de caldo de galinha
- ¼ xícara de molho de tomate
- Sal e pimenta preta a gosto
- 2 colheres de vinagre de maçã
- 3 folhas de louro
- 3 colheres de chá de pimenta vermelha, esmagada
- 2 colheres de chá de salsa, seca
- 2 colheres de chá de manjericão, seco

- 2 colheres de chá de alho em pó
- 2 colheres de chá de cebola em pó
- Uma pitada de pimenta caiena

Instruções:

1. Aqueça uma panela em fogo médio, adicione o alho, a cenoura e a cebola, mexa e doure por alguns minutos.
2. Aqueça uma panela em fogo médio, adicione o pernil de carne, doure por alguns minutos de cada lado e retire do fogo.
3. Adicione o caldo sobre as cenouras, a água e o vinagre e mexa.
4. Adicione os tomates, o molho de tomate, o sal, a pimenta, a pimenta caiena, a pimenta moída, o louro, o manjericão, a salsa, a cebola em pó e o alho em pó e mexa tudo.
5. Adicione a carne, tampe a panela, deixe ferver e cozinhe por 3 horas.
6. Descarte as folhas de louro, divida em tigelas e sirva.

Aproveitar!

Nutrição:calorias 500, gordura 22, fibra 4, carboidratos 6, proteína 56

frango e camarão

É uma ótima combinação! Você vai ver!

Tempo de preparo: 10 minutos

Tempo de cozimento: 20 minutos

Porções: 2

Ingredientes:

- 20 camarões, crus, descascados e limpos
- 2 peitos de frango, sem osso e sem pele
- 2 punhados de folhas de espinafre
- ½ quilo de cogumelos, picados grosseiramente
- Sal e pimenta preta a gosto
- ¼ xícara de maionese
- 2 colheres de sopa de sriracha
- 2 colheres de chá de suco de limão
- 1 colher de óleo de coco
- ½ colher de chá de pimenta vermelha, esmagada
- 1 colher de chá de alho em pó
- ½ colher de chá de páprica
- ¼ colher de chá de goma xantana
- 1 talo de cebolinha verde, picado

Instruções:

1. Aqueça uma panela com o azeite em fogo médio alto, adicione os peitos de frango, tempere com sal, pimenta, pimenta vermelha e alho em pó, cozinhe por 8 minutos, vire e cozinhe por mais 6 minutos.
2. Adicione os cogumelos, mais sal e pimenta e cozinhe por alguns minutos.
3. Aqueça outra panela em fogo médio, adicione camarão, sriracha, páprica, xantana e maionese, mexa e cozinhe até que o camarão fique rosado.
4. Desligue o fogo, adicione o suco de limão e mexa tudo.
5. Divida o espinafre nos pratos, divida o frango e o cogumelo, cubra com a mistura de camarão, decore com cebolinha e sirva.

Aproveitar!

Nutrição:calorias 500, gordura 34, fibra 10, carboidratos 3, proteína 40

Sopa Verde

Isso é simplesmente incrível!

Tempo de preparo: 10 minutos

Tempo de cozimento: 13 minutos

Porções: 6

Ingredientes:

- 1 cabeça de couve-flor, floretes separados
- 1 cebola branca, finamente picada
- 1 folha de louro, esmagada
- 2 dentes de alho, picados
- 5 onças de agrião
- 7 onças de folhas de espinafre
- 1 litro de caldo de legumes
- 1 xícara de leite de coco
- Sal e pimenta preta a gosto
- ¼ xícara de ghee
- Um punhado de salsa, para servir

Instruções:

1. Aqueça uma panela com o ghee em fogo médio, adicione o alho e a cebola, mexa e doure por 4 minutos.

2. Adicione a couve-flor e a folha de louro, mexa e cozinhe por 5 minutos.
3. Adicione o agrião e o espinafre, mexa e cozinhe por 3 minutos.
4. Adicione o caldo, sal e pimenta, mexa e deixe ferver.
5. Adicione o leite de coco, mexa, desligue o fogo e bata com um mixer.
6. Divida em taças e sirva em seguida.

Aproveitar!

Nutrição:calorias 230, gordura 34, fibra 3, carboidratos 5, proteína 7

Salada Caprese

Isso é muito conhecido em todo o mundo, mas você sabia que pode ser servido quando você está em uma dieta cetogênica?

Tempo de preparo: 5 minutos

Tempo de cozimento: 0 minutos

Porções: 2

Ingredientes:

- ½ quilo de queijo mussarela fatiado
- 1 tomate, fatiado
- Sal e pimenta preta a gosto
- 4 folhas de manjericão, rasgadas
- 1 colher de vinagre balsâmico
- 1 colher de azeite

Instruções:

1. Alterne as fatias de tomate e mussarela em 2 pratos.
2. Polvilhe sal, pimenta, regue o vinagre e o azeite.
3. Polvilhe as folhas de manjericão no final e sirva.

Aproveitar!

Nutrição:calorias 150, gordura 12, fibra 5, carboidratos 6, proteína 9

Sopa de Salmão

Isso é tão cremoso!

Tempo de preparo: 10 minutos

Tempo de cozimento: 25 minutos

Porções: 4

Ingredientes:

- 4 alhos-porós, aparados e fatiados
- Sal e pimenta preta a gosto
- 2 colheres de óleo de abacate
- 2 dentes de alho, picados
- 6 xícaras de caldo de galinha
- 1 quilo de salmão, cortado em pedaços pequenos
- 2 colheres de chá de tomilho, seco
- 1 e ¾ xícaras de leite de coco

Instruções:

1. Aqueça uma panela com o azeite em fogo médio, adicione o alho-poró e o alho, mexa e cozinhe por 5 minutos.
2. Adicione o tomilho, o caldo, o sal e a pimenta, mexa e cozinhe por 15 minutos.

3. Adicione o leite de coco e o salmão, mexa e deixe ferver novamente.

4. Divida em taças e sirva em seguida.

Aproveitar!

Nutrição:calorias 270, gordura 12, fibra 3, carboidratos 5, proteína 32

Sopa de alabote incrível

Se você está seguindo uma dieta cetogênica, deve experimentar essa ideia de almoço com certeza!

Tempo de preparo: 10 minutos

Tempo de cozimento: 30 minutos

Porções: 4

Ingredientes:

- 1 cebola amarela, picada
- 1 quilo de cenouras, cortadas em rodelas
- 1 colher de óleo de coco
- Sal e pimenta preta a gosto
- 2 colheres de sopa de gengibre, picado
- 1 xícara de água
- 1 libra de linguado, cortado em pedaços médios
- 12 xícaras de caldo de galinha

Instruções:

1. Aqueça uma panela com o azeite em fogo médio, adicione a cebola, mexa e cozinhe por 6 minutos.

2. Adicione o gengibre, as cenouras, a água e o caldo, mexa e deixe ferver, reduza a temperatura e cozinhe por 20 minutos.

3. Misture a sopa usando um liquidificador de imersão, tempere com sal e pimenta e adicione os pedaços de alabote.

4. Mexa delicadamente e cozinhe a sopa por mais 5 minutos.

5. Divida em taças e sirva.

Aproveitar!

Nutrição:calorias 140, gordura 6, fibra 1, carboidratos 4, proteína 14

Receitas de acompanhamentos cetogênicos

Kimchi simples

Sirva com um bife!

Tempo de preparação: 1 hora e 10 minutos

Tempo de cozimento: 0 minutos

Porções: 6

Ingredientes:

- 3 colheres de sal
- 1 libra de repolho napa, picado
- 1 cenoura, em juliana
- ½ xícara de rabanete daikon
- 3 talos de cebolinha verde, picados
- 1 colher de sopa de molho de peixe
- 3 colheres de sopa de flocos de pimenta
- 3 dentes de alho, picados
- 1 colher de óleo de gergelim
- ½ polegada de gengibre ralado

Instruções:

1. Em uma tigela, misture o repolho com o sal, massageie bem por 10 minutos, tampe e deixe descansar por 1 hora.

2. Em uma tigela, misture os flocos de pimenta com o molho de peixe, alho, óleo de gergelim e gengibre e mexa muito bem.
3. Escorra bem o repolho, lave em água fria e transfira para uma tigela.
4. Adicione as cenouras, cebolinha, rabanete e pasta de pimentão e mexa tudo.
5. Deixe em um local escuro e frio por pelo menos 2 dias antes de servir como acompanhamento de um bife ceto.

Aproveitar!

Nutrição:calorias 60, gordura 3, fibra 2, carboidratos 5, proteína 1

Delicioso acompanhamento de feijão verde

Com certeza você vai gostar desse ótimo acompanhamento!

Tempo de preparo: 10 minutos

Tempo de cozimento: 10 minutos

Porções: 4

Ingredientes:

- 2/3 xícara de parmesão ralado
- 1 ovo
- 12 onças de feijão verde
- Sal e pimenta preta a gosto
- ½ colher de chá de alho em pó
- ¼ colher de chá de páprica

Instruções:

1. Em uma tigela, misture o parmesão com sal, pimenta, alho em pó e páprica e mexa.
2. Em outra tigela, bata o ovo com sal e pimenta.
3. Passe o feijão verde no ovo e depois na mistura de parmesão.
4. Coloque o feijão verde em uma assadeira forrada, introduza no forno a 400 graus F por 10 minutos.

5.   Sirva quente como acompanhamento.

Aproveitar!

Nutrição:calorias 114, gordura 5, fibra 7, carboidratos 3, proteína 9

Purê de couve-flor simples

Este purê cetogênico simples combina com um prato à base de carne!

Tempo de preparo: 10 minutos

Tempo de cozimento: 10 minutos

Porções: 2

Ingredientes:

- ¼ xícara de creme de leite
- 1 cabeça de couve-flor pequena, floretes separados
- Sal e pimenta preta a gosto
- 2 colheres de sopa de queijo feta, esfarelado
- 2 colheres de sopa de azeitonas pretas sem caroço e fatiadas

Instruções:

1. Coloque água em uma panela, adicione um pouco de sal, deixe ferver em fogo médio, adicione os floretes, cozinhe por 10 minutos, desligue o fogo e escorra.
2. Retorne a couve-flor para a panela, adicione sal e pimenta-do-reino a gosto e o creme de leite e bata no liquidificador.

3. Adicione as azeitonas pretas e o queijo feta, mexa e sirva como acompanhamento.

Aproveitar!

Nutrição:calorias 100, gordura 4, fibra 2, carboidratos 3, proteína 2

Deliciosos Cogumelos Portobello

Estes são simplesmente os melhores! É um ótimo acompanhamento ceto!

Tempo de preparo: 10 minutos

Tempo de cozimento: 10 minutos

Porções: 4

Ingredientes:

- 12 onças de cogumelos Portobello, fatiados
- Sal e pimenta preta a gosto
- ½ colher de chá de manjericão, seco
- 2 colheres de azeite
- ½ colher de chá de estragão, seco
- ½ colher de chá de alecrim, seco
- ½ colher de chá de tomilho, seco
- 2 colheres de vinagre balsâmico

Instruções:

1. Em uma tigela, misture o azeite com o vinagre, sal, pimenta, alecrim, estragão, manjericão e tomilho e misture bem.

2. Adicione as fatias de cogumelos, misture bem, coloque-
    as na grelha pré-aquecida em fogo médio-alto, cozinhe
    por 5 minutos em ambos os lados e sirva como
    acompanhamento ceto.

Aproveitar!

Nutrição:calorias 80, gordura 4, fibra 4, carboidratos 2, proteína 4

Acompanhamento de Couves de Bruxelas

Este é um acompanhamento de estilo asiático que você deve experimentar!

Tempo de preparo: 10 minutos

Tempo de cozimento: 10 minutos

Porções: 4

Ingredientes:

- 1 quilo de couves de Bruxelas, aparadas e cortadas ao meio
- Sal e pimenta preta a gosto
- 1 colher de chá de sementes de gergelim
- 1 colher de sopa de cebolinha verde, picada
- 1 e ½ colheres de sopa de xarope de ouro sukrin
- 1 colher de sopa de aminos de coco
- 2 colheres de óleo de gergelim
- 1 colher de sopa de sriracha

Instruções:

1. Em uma tigela, misture o óleo de gergelim com aminoácidos de coco, sriracha, xarope, sal e pimenta preta e misture bem.

2.   Aqueça uma panela em fogo médio, adicione as couves de Bruxelas e cozinhe-as por 5 minutos de cada lado.

3.   Adicione a mistura de óleo de gergelim, misture, polvilhe sementes de gergelim e cebolinha, mexa novamente e sirva como acompanhamento.

Aproveitar!

Nutrição:calorias 110, gordura 4, fibra 4, carboidratos 6, proteína 4

Delicioso Pesto

Este ceto pesto pode ser servido com um saboroso prato de frango!

Tempo de preparo: 10 minutos

Tempo de cozimento: 0 minutos

Porções: 4

Ingredientes:

- ½ xícara de azeite
- 2 xícaras de manjericão
- 1/3 xícara de pinhões
- 1/3 xícara de queijo parmesão ralado
- 2 dentes de alho, picados
- Sal e pimenta preta a gosto

Instruções:

1. Coloque o manjericão no processador de alimentos, adicione os pinhões e o alho e misture muito bem.
2. Acrescente o parmesão, o sal, a pimenta e o azeite aos poucos e misture novamente até obter uma pasta.
3. Sirva com frango!

Aproveitar!

Nutrição:calorias 100, gordura 7, fibra 3, carboidratos 1, proteína 5

Couves de Bruxelas e bacon

Você vai adorar as couves de Bruxelas a partir de agora!

Tempo de preparo: 10 minutos

Tempo de cozimento: 30 minutos

Porções: 4

Ingredientes:

- 8 tiras de bacon, picadas
- 1 quilo de couves de Bruxelas, aparadas e cortadas ao meio
- Sal e pimenta preta a gosto
- Uma pitada de cominho, moído
- Uma pitada de pimenta vermelha, esmagada
- 2 colheres de azeite extra virgem

Instruções:

1. Em uma tigela, misture as couves de Bruxelas com sal, pimenta, cominho, pimenta vermelha e óleo e misture.
2. Espalhe as couves de Bruxelas em uma assadeira forrada, introduza no forno a 375 graus F e asse por 30 minutos.

3. Enquanto isso, aqueça uma panela em fogo médio, adicione os pedaços de bacon e cozinhe até ficarem crocantes.
4. Divida as couves de Bruxelas assadas em pratos, cubra com bacon e sirva como acompanhamento imediatamente.

Aproveitar!

Nutrição:calorias 256, gordura 20, fibra 6, carboidratos 5, proteína 15

Delicioso acompanhamento de espinafre

Este é muito cremoso e saboroso!

Tempo de preparo: 10 minutos

Tempo de cozimento: 15 minutos

Porções: 2

Ingredientes:

- 2 dentes de alho, picados
- 8 onças de folhas de espinafre
- Um fio de azeite
- Sal e pimenta preta a gosto
- 4 colheres de sopa de creme de leite
- 1 colher de sopa de ghee
- 2 colheres de sopa de queijo parmesão ralado

Instruções:

1. Aqueça uma panela com o óleo em fogo médio, adicione o espinafre, mexa e cozinhe até amolecer.
2. Adicione sal, pimenta, ghee, parmesão e ghee, mexa e cozinhe por 4 minutos.
3. Adicione o creme de leite, mexa e cozinhe por mais 5 minutos.

4. Divida entre os pratos e sirva como acompanhamento. Aproveitar!

Nutrição:calorias 133, gordura 10, fibra 4, carboidratos 4, proteína 2

Batatas fritas incríveis de abacate

Experimente-os como acompanhamento de um delicioso bife!

Tempo de preparo: 10 minutos

Tempo de cozimento: 5 minutos

Porções: 3

Ingredientes:

- 3 abacates, sem caroço, descascados, cortados ao meio e fatiados
- 1 e ½ xícaras de óleo de girassol
- 1 e ½ xícaras de farinha de amêndoas
- Uma pitada de pimenta caiena
- Sal e pimenta preta a gosto

Instruções:

1. Em uma tigela misture a farinha de amêndoa com sal, pimenta e pimenta de Caiena e mexa.
2. Em uma segunda tigela, bata os ovos com uma pitada de sal e pimenta.
3. Passe os pedaços de abacate no ovo e depois na mistura de farinha de amêndoa.

4. Aqueça uma panela com o óleo em fogo médio alto, adicione as batatas fritas e frite-as até ficarem douradas.
5. Transfira para papel toalha, escorra a gordura e divida entre os pratos.
6. Sirva como acompanhamento.

Aproveitar!

Nutrição:calorias 450, gordura 43, fibra 4, carboidratos 7, proteína 17

Couve-flor assada simples

Fica muito gostoso e muito fácil de fazer em casa! É um ótimo acompanhamento ceto!

Tempo de preparo: 10 minutos

Tempo de cozimento: 25 minutos

Porções: 6

Ingredientes:

- 1 cabeça de couve-flor, floretes separados
- Sal e pimenta preta a gosto
- 1/3 xícara de parmesão ralado
- 1 colher de sopa de salsa, picada
- 3 colheres de azeite
- 2 colheres de azeite extra virgem

Instruções:

1. Em uma tigela, misture o azeite com o alho, sal, pimenta e floretes de couve-flor.
2. Misture bem, espalhe isso em uma assadeira forrada, introduza no forno a 450 graus F e asse por 25 minutos, mexendo na metade.

3. Adicione o parmesão e a salsinha, mexa e cozinhe por mais 5 minutos.
4. Divida entre os pratos e sirva como acompanhamento ceto.

Aproveitar!

Nutrição:calorias 118, gordura 2, fibra 3, carboidratos 1, proteína 6

Acompanhamento de cogumelos e espinafres

Este é um prato de ceto estilo italiano que vale a pena experimentar o mais rápido possível!

Tempo de preparo: 10 minutos
Tempo de cozimento: 10 minutos
Porções: 4

Ingredientes:

- 10 onças de folhas de espinafre, picadas
- Sal e pimenta preta a gosto
- 14 onças de cogumelos, picados
- 2 dentes de alho, picados
- Um punhado de salsa, picada
- 1 cebola amarela, picada
- 4 colheres de azeite
- 2 colheres de vinagre balsâmico

Instruções:

1. Aqueça uma panela com o azeite em fogo médio, adicione o alho e a cebola, mexa e cozinhe por 4 minutos.
2. Adicione os cogumelos, mexa e cozinhe por mais 3 minutos.
3. Adicione o espinafre, mexa e cozinhe por 3 minutos.
4. Adicione o vinagre, sal e pimenta, mexa e cozinhe por mais 1 minuto.
5. Adicione a salsinha, mexa, divida entre os pratos e sirva quente como acompanhamento.

Aproveitar!

Nutrição:calorias 200, gordura 4, fibra 6, carboidratos 2, proteína 12

Delicioso quiabo e tomate

Isso é muito simples e fácil de fazer! É um dos melhores lados cetogênicos de todos os tempos!

Tempo de preparo: 10 minutos
Tempo de cozimento: 10 minutos
Porções: 6

Ingredientes:

- 14 onças de tomates enlatados cozidos, picados
- Sal e pimenta preta a gosto
- 2 talos de aipo, picados
- 1 cebola amarela, picada
- 1 libra de quiabo, fatiado
- 2 fatias de bacon, picadas
- 1 pimentão verde pequeno, picado

Instruções:

1. Aqueça uma panela em fogo médio, adicione o bacon, mexa, doure por alguns minutos, transfira para papel toalha e deixe de lado por enquanto.

2. Aqueça a panela novamente em fogo médio, adicione quiabo, pimentão, cebola e aipo, mexa e cozinhe por 2 minutos.
3. Adicione os tomates, sal e pimenta, mexa e cozinhe por 3 minutos.
4. Divida em pratos, decore com bacon crocante e sirva.

Aproveitar!

Nutrição:calorias 100, gordura 2, fibra 3, carboidratos 2, proteína 6

Incríveis ervilhas e hortelã

Este acompanhamento não é apenas um ceto! É simples e rápido também!

Tempo de preparo: 10 minutos

Tempo de cozimento: 5 minutos

Porções: 4

Ingredientes:

- ¾ libra de ervilhas de açúcar, aparadas
- Sal e pimenta preta a gosto
- 1 colher de sopa de folhas de hortelã, picadas
- 2 colheres de chá de azeite
- 3 cebolinhas verdes, picadas
- 1 dente de alho, picado

Instruções:

1. Aqueça uma panela com o azeite em fogo médio alto.
2. Adicione as ervilhas, sal, pimenta, cebolinha, alho e hortelã.
3. Mexa tudo, cozinhe por 5 minutos, divida entre os pratos e sirva como acompanhamento de um bife de porco.

Aproveitar!

Nutrição:calorias 70, gordura 1, fibra 1, carboidratos 0,4, proteína
6

Acompanhamento de Couve

Isso é simplesmente inacreditavelmente incrível!

Tempo de preparo: 10 minutos

Tempo de cozimento: 2 horas e 15 minutos

Porções: 10

Ingredientes:

- 5 maços de couve, picada
- Sal e pimenta preta a gosto
- 1 colher de sopa de flocos de pimenta vermelha, esmagados
- 5 xícaras de caldo de galinha
- 1 perna de peru
- 2 colheres de alho, picado
- ¼ xícara de azeite

Instruções:

1. Aqueça uma panela com o azeite em fogo médio, adicione o alho, mexa e cozinhe por 1 minuto.
2. Adicione o caldo, sal, pimenta e perna de peru, mexa, tampe e cozinhe por 30 minutos.

3. Adicione a couve, tampe a panela novamente e cozinhe por mais 45 minutos.

4. Reduza o fogo para médio, adicione mais sal e pimenta, mexa e cozinhe por 1 hora.

5. Escorra as verduras, misture-as com flocos de pimenta vermelha, mexa, divida entre os pratos e sirva como acompanhamento.

Aproveitar!

Nutrição:calorias 143, gordura 3, fibra 4, carboidratos 3, proteína 6

Acompanhamento de berinjela e tomate

É um prato de ceto que você fará repetidamente!

Tempo de preparo: 10 minutos

Tempo de cozimento: 15 minutos

Porções: 4

Ingredientes:

- 1 tomate, fatiado
- 1 berinjela, cortada em rodelas finas
- Sal e pimenta preta a gosto
- ¼ xícara de parmesão ralado
- Um fio de azeite

Instruções:

1. Coloque as fatias de berinjela em uma assadeira forrada, regue um pouco de óleo e polvilhe metade do parmesão.
2. Cubra as fatias de berinjela com as de tomate, tempere com sal e pimenta a gosto e polvilhe o restante do queijo por cima.
3. Introduzir no forno a 400 graus F e asse por 15 minutos.

4. Divida entre os pratos e sirva quente como acompanhamento.

Aproveitar!

Nutrição:calorias 55, gordura 1, fibra 1, carboidratos 0,5, proteína 7

Brócolis com manteiga de amêndoa e limão

Este acompanhamento é perfeito para um bife grelhado!

Tempo de preparo: 10 minutos

Tempo de cozimento: 10 minutos

Porções: 4

Ingredientes:

- 1 cabeça de brócolis, floretes separados
- Sal e pimenta preta a gosto
- ¼ xícara de amêndoas, descascadas
- 1 colher de chá de raspas de limão
- ¼ xícara de manteiga de coco, derretida
- 2 colheres de suco de limão

Instruções:

1. Coloque a água em uma panela, adicione sal e deixe ferver em fogo médio-alto.
2. Coloque os buquês de brócolis em uma cesta de vapor, coloque na panela, tampe e cozinhe no vapor por 8 minutos.
3. Escorra e transfira para uma tigela.

4. Aqueça uma panela com a manteiga de coco em fogo médio, adicione o suco de limão, as raspas de limão e as amêndoas, mexa e desligue o fogo.
5. Adicione brócolis, misture para cobrir, divida entre os pratos e sirva como acompanhamento cetogênico.

Aproveitar!

Nutrição:calorias 170, gordura 15, fibra 4, carboidratos 4, proteína 4

Brócolis salteado simples

Sirva com um pouco de frango assado ou peixe!

Tempo de preparo: 10 minutos

Tempo de cozimento: 22 minutos

Porções: 4

Ingredientes:

- 5 colheres de azeite
- 1 dente de alho, picado
- 1 libra de floretes de brócolis
- 1 colher de sopa de parmesão, ralado
- Sal e pimenta preta a gosto

Instruções:

1. Coloque água em uma panela, adicione sal, deixe ferver em fogo médio alto, adicione o brócolis, cozinhe por 5 minutos e escorra.
2. Aqueça uma panela com o azeite em fogo médio, adicione o alho, mexa e cozinhe por 2 minutos.
3. Adicione o brócolis, mexa e cozinhe por 15 minutos.
4. Desligue o fogo, polvilhe o parmesão, divida entre os pratos e sirva.

Aproveitar!

Nutrição:calorias 193, gordura 14, fibra 3, carboidratos 6, proteína 5

Cebolas Grelhadas Fácil

Este acompanhamento cetogênico é perfeito para um bife!

Tempo de preparo: 10 minutos

Tempo de cozimento: 1 hora

Porções: 4

Ingredientes:

- ½ xícara de ghee
- 4 cebolas
- 4 cubos de caldo de galinha
- Sal e pimenta preta

Direção:

1. Corte os topos das cebolas faça um buraco no meio, divida o ghee e os cubos de caldo de galinha nesses buracos e tempere com sal e pimenta.
2. Enrole as cebolas em papel alumínio, coloque-as na grelha da cozinha pré-aquecida e grelhe por 1 hora.
3. Desembrulhe as cebolas, corte-as em pedaços grandes, disponha em pratos e sirva como acompanhamento.

Aproveitar!

Nutrição:calorias 135, gordura 11, fibra 4, carboidratos 6, proteína 3

Abobrinha salteada

Sirva-os com um pouco de carne de frango e desfrute de uma refeição perfeita!

Tempo de preparo: 10 minutos

Tempo de cozimento: 15 minutos

Porções: 6

Ingredientes:

- 1 cebola roxa, picada
- 1 tomate, picado
- ½ quilo de tomate, picado
- Sal e pimenta preta a gosto
- 1 dente de alho, picado
- 1 dente de alho, picado
- 1 colher de chá de tempero italiano
- 4 abobrinhas, fatiadas

Instruções:

1. Aqueça uma panela com o óleo em fogo médio, adicione a cebola, sal e pimenta, mexa e cozinhe por 2 minutos.
2. Adicione os cogumelos e as abobrinhas, mexa e cozinhe por 5 minutos.

3. Adicione o alho, os tomates e o tempero italiano, mexa, cozinhe por mais 6 minutos.

4. Desligue o fogo, divida entre os pratos e sirva como acompanhamento.

Aproveitar!

Nutrição:calorias 70, gordura 3, fibra 2, carboidratos 6, proteína 4

Deliciosa acelga frita

Você deve experimentar este prato de ceto! Combina perfeitamente com um pouco de carne grelhada!

Tempo de preparo: 10 minutos

Tempo de cozimento: 10 minutos

Porções: 2

Ingredientes:

- 2 colheres de ghee
- 4 fatias de bacon, picadas
- 1 maço de acelga suíça, picada grosseiramente
- ½ colher de chá de pasta de alho
- 3 colheres de suco de limão
- Sal e pimenta preta a gosto

Instruções:

1. Aqueça uma panela em fogo médio, adicione os pedaços de bacon e cozinhe até ficar crocante.
2. Adicione o ghee e mexa até derreter.
3. Adicione a pasta de alho e o suco de limão, mexa e cozinhe por 1 minuto.
4. Adicione a acelga, mexa e cozinhe por 4 minutos.

5. Adicione sal e pimenta preta a gosto, mexa, divida entre os pratos e sirva como acompanhamento ceto.

Aproveitar!

Nutrição: calorias 300, gordura 32, fibra 7, carboidratos 6, proteína 8

Deliciosa Salada de Cogumelos

Isso é realmente delicioso e fácil de fazer!

Tempo de preparo: 10 minutos

Tempo de cozimento: 10 minutos

Porções: 4

Ingredientes:

- 2 colheres de ghee
- 1 libra de cogumelos cremini, picados
- 4 colheres de azeite extra virgem
- Sal e pimenta preta a gosto
- 4 maços de rúcula
- 8 fatias de presunto
- 2 colheres de vinagre de maçã
- 8 tomates secos ao sol em óleo, escorridos e picados
- Algumas lascas de parmesão
- Algumas folhas de salsa picadas

Instruções:

1. Aqueça uma panela com o ghee e metade do óleo em fogo médio-alto.

2. Adicione os cogumelos, sal e pimenta, mexa e cozinhe por 3 minutos.

3. Reduza o fogo, mexa novamente e cozinhe por mais 3 minutos.

4. Adicione o restante do azeite e o vinagre, mexa e cozinhe mais 1 minuto

5. Coloque a rúcula em uma travessa, adicione o presunto por cima, adicione a mistura de cogumelos, os tomates secos, mais sal e pimenta, lascas de parmesão e salsinha e sirva.

Aproveitar!

Nutrição:calorias 160, gordura 4, fibra 2, carboidratos 2, proteína 6

Salada de acompanhamento grego

Prepare-se para uma fabulosa combinação de ingredientes! Prove esta salada incrível de uma só vez!

Tempo de preparo: 10 minutos

Tempo de cozimento: 7 minutos

Porções: 6

Ingredientes:

- ½ kg de cogumelos, fatiados
- 1 colher de sopa de azeite extra virgem
- 3 dentes de alho, picados
- 1 colher de chá de manjericão, seco
- Sal e pimenta preta a gosto
- 1 tomate, em cubos
- 3 colheres de suco de limão
- ½ xícara de água
- 1 colher de sopa de coentro, picado

Instruções:

1. Aqueça uma panela com o óleo em fogo médio, adicione os cogumelos, mexa e cozinhe por 3 minutos.

2. Adicione o manjericão e o alho, mexa e cozinhe por mais 1 minuto.
3. Adicione a água, sal, pimenta, tomate e suco de limão, mexa e cozinhe por mais alguns minutos.
4. Desligue o fogo, transfira para uma tigela, deixe esfriar, polvilhe coentro e sirva.

Aproveitar!

Nutrição:calorias 200, gordura 2, fibra 2, carboidratos 1, proteína 10

Salsa de tomate

É um prato de ceto perfeito e mais simples!

Tempo de preparo: 2 horas

Tempo de cozimento: 0 minutos

Porções: 5

Ingredientes:

- 3 tomates amarelos, sem sementes e picados
- 1 tomate vermelho, sem sementes e picado
- Sal e pimenta preta a gosto
- 1 xícara de melancia, sem sementes e picada
- 1/3 xícara de cebola roxa, finamente picada
- 1 manga, descascada, sem sementes e picada
- 2 pimentas jalapeño, finamente picadas
- ¼ xícara de coentro, finamente picado
- 3 colheres de suco de limão
- 2 colheres de chá de mel

Instruções:

1. Em uma tigela, misture os tomates amarelos e vermelhos com manga, melancia, cebola e jalapeño.

2. Adicione coentro, suco de limão, sal, pimenta a gosto e mel e mexa bem.
3. Cubra a tigela, mantenha na geladeira por 2 horas e sirva como um prato ceto.

Aproveitar!

Nutrição:calorias 80, gordura 1, fibra 2, carboidratos 1, proteína 4

Salada de verão

Vai ser a melhor salada de verão de todos os tempos!

Tempo de preparo: 10 minutos

Tempo de cozimento: 5 minutos

Porções: 6

Ingredientes:

- ½ xícara de azeite extra virgem
- 1 pepino, picado
- 2 baguetes cortadas em cubos pequenos
- 2 litros de tomate cereja colorido, cortado ao meio
- Sal e pimenta preta a gosto
- 1 cebola roxa, picada
- 3 colheres de vinagre balsâmico
- 1 dente de alho, picado
- 1 maço de manjericão, picado grosseiramente

Instruções:

1. Em uma tigela, misture os cubos de pão com metade do óleo e misture.

2. Aqueça uma panela em fogo médio alto, adicione o pão, mexa, toste por 10 minutos, desligue o fogo, escorra e deixe de lado por enquanto.

3. Em uma tigela, misture o vinagre com sal, pimenta e o restante do azeite e bata muito bem.

4. Em uma saladeira misture o pepino com tomate, cebola, alho e pão.

5. Adicione o molho de vinagre, misture, polvilhe manjericão, adicione mais sal e pimenta, se necessário, misture e sirva.

Aproveitar!

Nutrição:calorias 90, gordura 0, fibra 2, carboidratos 2, proteína 4

Tomate e Bocconcini

Esta salada vai muito bem com um bife grelhado!

Tempo de preparo: 6 minutos

Tempo de cozimento: 0 minutos

Porções: 4

Ingredientes:

- 20 onças de tomates, cortados em fatias
- 2 colheres de azeite extra virgem
- 1 e ½ colheres de sopa de vinagre balsâmico
- 1 colher de chá de estévia
- 1 dente de alho, finamente picado
- 8 onças baby bocconcini, drenado e rasgado
- 1 xícara de folhas de manjericão, picadas grosseiramente
- Sal e pimenta preta a gosto

Instruções:

1. Em uma tigela, misture a stevia com vinagre, alho, óleo, sal e pimenta e bata muito bem.
2. Em uma saladeira, misture bocconcini com tomate e manjericão.

3. Adicione o molho, misture para revestir e sirva imediatamente como acompanhamento ceto.

Aproveitar!

Nutrição:calorias 100, gordura 2, fibra 2, carboidratos 1, proteína 9

Salada de Pepino e Tâmaras

Esta é uma salada cetogênica muito saudável! Experimente e aprecie o seu sabor!

Tempo de preparo: 10 minutos
Tempo de cozimento: 0 minutos
Porções: 4

Ingredientes:

- 2 pepinos ingleses, picados
- 8 tâmaras, sem caroço e fatiadas
- ¾ xícara de erva-doce, em fatias finas
- 2 colheres de cebolinha, bem picada
- ½ xícara de nozes, picadas
- 2 colheres de suco de limão
- 4 colheres de sopa de azeite frutado
- Sal e pimenta preta a gosto

Instruções:

1. Coloque os pedaços de pepino em uma toalha de papel, pressione bem e transfira para uma saladeira.
2. Esmague-os um pouco com um garfo.

3. Adicione as tâmaras, o funcho, a cebolinha e as nozes e mexa delicadamente.
4. Adicione sal, pimenta a gosto, suco de limão e azeite, misture e sirva imediatamente.

Aproveitar!

Nutrição:calorias 80, gordura 0,2, fibra 1, carboidratos 0,4, proteína 5

Salada fácil de berinjela

É uma boa ideia para um prato leve de ceto!

Tempo de preparo: 10 minutos

Tempo de cozimento: 10 minutos

Porções: 4

Ingredientes:

- 1 berinjela, fatiada
- 1 cebola roxa, fatiada
- Um fio de óleo de canola
- 1 abacate, sem caroço e picado
- 1 colher de chá de mostarda
- 1 colher de vinagre balsâmico
- 1 colher de sopa de orégano fresco, picado
- Um fio de azeite
- Sal e pimenta preta a gosto
- Raspas de 1 limão
- Alguns raminhos de salsa, picados para servir

Instruções:

1. Pincele as fatias de cebola roxa e as de berinjela com um fio de óleo de canola, coloque-as na grelha da cozinha aquecida e cozinhe-as até ficarem macias.
2. Transfira-os para uma tábua de cortar, deixe-os esfriar, pique-os e coloque-os em uma tigela.
3. Adicione o abacate e mexa delicadamente.
4. Em uma tigela, misture o vinagre com a mostarda, orégano, azeite, sal e pimenta a gosto.
5. Adicione isso à mistura de berinjela, abacate e cebola, misture, adicione raspas de limão e salsa por cima e sirva.

Aproveitar!

Nutrição:calorias 120, gordura 3, fibra 2, carboidratos 1, proteína 8

Salada Especial

Gostamos muito desta salada de acompanhamento ao estilo

italiano!

Tempo de preparação:2 horas e 10 minutos

Tempo de cozimento:1 hora e 30 minutos

Porções: 12

Ingredientes:

- 1 dente de alho, esmagado
- 6 berinjelas
- 1 colher de chá de salsa, seca
- 1 colher de chá de orégano, seco
- ¼ colher de chá de manjericão, seco
- 3 colheres de azeite extra virgem
- 2 colheres de estévia
- 1 colher de vinagre balsâmico
- Sal e pimenta preta a gosto

Instruções:

1. Pique as berinjelas com um garfo, arrume-as em uma assadeira, introduza no forno a 350 graus F, asse por 1

hora e 30 minutos, retire-as do forno, deixe esfriar, descasque, pique e transfira para uma saladeira.

2. Adicione o alho, óleo, salsa, stevia, orégano, manjericão, sal e pimenta a gosto, misture bem, mantenha na geladeira por 2 horas e sirva em seguida.

Aproveitar!

Nutrição:calorias 150, gordura 1, fibra 2, carboidratos 1, proteína 8

Salada especial de endívias e agrião

É um acompanhamento tão fresco que combina com um bife grelhado ceto!

Tempo de preparo: 10 minutos
Tempo de cozimento: 5 minutos
Porções: 4

Ingredientes:

- 4 endívias médias, raízes e pontas cortados e cortadas em fatias finas transversalmente
- 1 colher de sopa de suco de limão
- 1 chalota finamente, picada
- 1 colher de vinagre balsâmico
- 2 colheres de azeite extra virgem
- 6 colheres de creme de leite
- Sal e pimenta preta a gosto
- 4 onças de agrião, cortado em molas médias
- 1 maçã, em fatias finas
- 1 colher de sopa de cerefólio, picado
- 1 colher de sopa de estragão, picado
- 1 colher de cebolinha, picada
- 1/3 xícara de amêndoas, picadas

- 1 colher de sopa de salsa, picada

Instruções:

1. Em uma tigela, misture o suco de limão com vinagre, sal e chalota, mexa e deixe de lado por 10 minutos.
2. Adicione o azeite, a pimenta, mexa e deixe descansar por mais 2 minutos.
3. Coloque as endívias, a maçã, o agrião, a cebolinha, o estragão, a salsa e o cerefólio numa saladeira.
4. Adicione sal e pimenta a gosto e misture.
5. Adicione o creme de leite e o vinagrete, mexa delicadamente e sirva como acompanhamento com amêndoas por cima.

Aproveitar!

Nutrição:calorias 200, gordura 3, fibra 5, carboidratos 2, proteína 10

Salada indiana

É muito saudável e rico!

Tempo de preparo: 15 minutos

Tempo de cozimento: 0 minutos

Porções: 6

Ingredientes:

- 3 cenouras, raladas finamente
- 2 abobrinhas, cortadas em fatias finas
- Um monte de rabanetes, cortados em fatias finas
- ½ cebola roxa, picada
- 6 folhas de hortelã picadas grosseiramente

Para o molho da salada:

- 1 colher de chá de mostarda
- 1 colher de maionese caseira
- 1 colher de vinagre balsâmico
- 2 colheres de azeite extra virgem
- Sal e pimenta preta a gosto

Instruções:

1. Em uma tigela, misture a mostarda com maionese, vinagre, sal e pimenta a gosto e mexa bem.

2. Adicione o óleo aos poucos e bata tudo.

3. Numa saladeira, misture as cenouras com os rabanetes, as abobrinhas e as folhas de hortelã.

4. Adicione o molho de salada, misture bem e mantenha na geladeira até servir.

Aproveitar!

Nutrição:calorias 140, gordura 1, fibra 2, carboidratos 1, proteína 7

Chutney de menta indiano

Tem uma cor e um sabor tão únicos! É um lado especial para qualquer bife!

Tempo de preparo: 10 minutos

Tempo de cozimento: 0 minutos

Porções: 8

Ingredientes:

- 1 e ½ xícara de folhas de hortelã
- 1 maço grande de coentro
- Sal e pimenta preta a gosto
- 1 pimentão verde, sem sementes
- 1 cebola amarela, cortada em pedaços médios
- ¼ xícara de água
- 1 colher de sopa de suco de tamarindo

Instruções:

1. Coloque as folhas de hortelã e coentro no processador de alimentos e triture-as.
2. Adicione a pimenta, o sal, a pimenta preta, a cebola e a pasta de tamarindo e misture novamente.

3. Adicione a água, bata mais um pouco até obter o creme, transfira para uma tigela e sirva como acompanhamento para um saboroso bife ceto.

Aproveitar!

Nutrição:calorias 100, gordura 1, fibra 1, carboidratos 0,4, proteína 6

Chutney de coco indiano

É perfeito para um prato cetogênico de estilo indiano chique!

Tempo de preparo: 5 minutos

Tempo de cozimento: 5 minutos

Porções: 3

Ingredientes:

- ½ colher de chá de cominho
- ½ xícara de coco ralado
- 2 colheres de sopa de chana dal já frito
- 2 pimentões verdes
- Sal a gosto
- 1 dente de alho
- ¾ colheres de sopa de óleo de abacate
- ¼ colher de chá de sementes de mostarda
- Uma pitada de hing
- ½ colher de chá de urad dal
- 1 pimentão vermelho picado
- 1 folha de curry primavera

Instruções:

1. Em seu processador de alimentos, misture o coco com sal a gosto, cominho, alho, chana dal e pimenta verde e misture bem.
2. Adicione um pouco de água e misture novamente.
3. Aqueça uma panela com o óleo em fogo médio, adicione pimenta vermelha, urad dal, sementes de mostarda, hing e folhas de curry, mexa e cozinhe por 2-3 minutos.
4. Adicione isso ao chutney de coco, mexa delicadamente e sirva como acompanhamento.

Aproveitar!

Nutrição:calorias 90, gordura 1, fibra 1, carboidratos 1, proteína 6

Chutney de tamarindo fácil

É doce e perfeitamente equilibrado! É um dos melhores lados para um prato de ceto!

Tempo de preparo: 10 minutos

Tempo de cozimento: 35 minutos

Porções: 10

Ingredientes:

- 1 colher de chá de sementes de cominho
- 1 colher de óleo de canola
- ½ colher de chá de garam masala
- ½ colher de chá de asafetida em pó
- 1 colher de chá de gengibre em pó
- ½ colher de chá de sementes de erva-doce
- ½ colher de chá de pimenta caiena
- 1 e ¼ xícaras de açúcar de coco
- 2 xícaras de água
- 3 colheres de sopa de pasta de tamarindo

Instruções:

1. Aqueça uma panela com o azeite em fogo médio, adicione gengibre, cominho, pimenta caiena, asafetida

95

em pó, sementes de funcho e garam masala, mexa e cozinhe por 2 minutos.

2. Adicione a água, o açúcar e a pasta de tamarindo, mexa, deixe ferver, reduza o fogo para baixo e cozinhe o chutney por 30 minutos.

3. Transfira para uma tigela e deixe esfriar antes de servir como acompanhamento de um bife.

Aproveitar!

Nutrição:calorias 120, gordura 1, fibra 3, carboidratos 5, proteína 9

Pimentões caramelizados

Um prato de carne de porco cetogênica terá um sabor muito melhor com esse acompanhamento!

Tempo de preparo: 10 minutos

Tempo de cozimento: 32 minutos

Porções: 4

Ingredientes:

- 1 colher de azeite
- 1 colher de chá de ghee
- 2 pimentões vermelhos, cortados em tiras finas
- 2 cebolas roxas, cortadas em tiras finas
- Sal e pimenta preta a gosto
- 1 colher de chá de manjericão, seco

Instruções:

1. Aqueça uma panela com o ghee e o óleo em fogo médio, adicione a cebola e o pimentão, mexa e cozinhe por 2 minutos.
2. Reduza a temperatura e cozinhe por mais 30 minutos mexendo sempre.

3. Adicione sal, pimenta e manjericão, mexa novamente, desligue o fogo e sirva como acompanhamento ceto.

Aproveitar!

Nutrição:calorias 97, gordura 4, fibra 2, carboidratos 6, proteína 2

Acelga Vermelha Caramelizada

Este é um lado fácil para um prato de jantar!

Tempo de preparo: 10 minutos

Tempo de cozimento: 20 minutos

Porções: 4

Ingredientes:

- 2 colheres de azeite
- 1 cebola amarela, picada
- 2 colheres de alcaparras
- Suco de 1 limão
- Sal e pimenta preta a gosto
- 1 colher de chá de açúcar de palma
- 1 maço de acelga vermelha, picada
- ¼ xícara de azeitonas kalamata, sem caroço e picadas

Instruções:

1. Aqueça uma panela com o azeite em fogo médio, adicione a cebola, mexa e doure por 4 minutos.
2. Adicione o açúcar de palma e mexa bem.
3. Adicione as azeitonas e a acelga, mexa e cozinhe por mais 10 minutos.

4. Adicione as alcaparras, o suco de limão, sal e pimenta, mexa e cozinhe por mais 3 minutos.
5. Divida entre as placas e sirva como um lado ceto.

Aproveitar!

Nutrição:calorias 119, gordura 7, fibra 3, carboidratos 7, proteína 2

Acompanhamento especial de couve de verão

Isso é perfeito como um prato ceto para uma delícia de verão!

Tempo de preparo: 10 minutos
Tempo de cozimento: 45 minutos
Porções: 4

Ingredientes:

- 2 xícaras de água
- 1 colher de vinagre balsâmico
- 1/3 xícara de amêndoas, torradas
- 3 dentes de alho, picados
- 1 maço de couve, cozida no vapor e picada
- 1 cebola amarela pequena, picada
- 2 colheres de azeite

Instruções:

1. Aqueça uma panela com o azeite em fogo médio, adicione a cebola, mexa e cozinhe por 10 minutos.
2. Adicione o alho, mexa e cozinhe por 1 minuto.

3. Adicione a água e a couve, tampe a panela e cozinhe por 30 minutos.

4. Adicione sal, pimenta, vinagre balsâmico e amêndoas, misture bem, divida entre os pratos e sirva como acompanhamento.

Aproveitar!

Nutrição:calorias 170, gordura 11, fibra 3, carboidratos 7, proteína 7

Salada de repolho incrível

Coleslaws são muito famosos! Hoje, recomendamos um ceto!

Tempo de preparo: 10 minutos

Tempo de cozimento: 0 minutos

Porções: 4

Ingredientes:

- 1 cabeça de repolho verde pequena, ralada
- Sal e pimenta preta a gosto
- 6 colheres de maionese
- Sal e pimenta preta a gosto
- 1 pitada de semente de erva-doce
- Suco de ½ limão
- 1 colher de sopa de mostarda Dijon

Instruções:

1. Em uma tigela, misture o repolho com o sal e o suco de limão, mexa bem e deixe descansar por 10 minutos.
2. Pressione bem o repolho, adicione mais sal e pimenta, sementes de erva-doce, maionese e mostarda.
3. Atire para revestir e sirva.

Aproveitar!

Nutrição:calorias 150, gordura 3, fibra 2, carboidratos 2, proteína 7

Repolho Frito Simples

O repolho é um vegetal tão versátil! Experimente este prato incrível o mais rápido possível!

Tempo de preparo: 10 minutos

Tempo de cozimento: 15 minutos

Porções: 4

Ingredientes:

- 1 e ½ quilo de repolho verde, picado
- Sal e pimenta preta a gosto
- 3,5 onças de ghee
- Uma pitada de páprica doce

Instruções:

1. Aqueça uma panela com o ghee em fogo médio.
2. Adicione o repolho e cozinhe por 15 minutos mexendo sempre.
3. Adicione sal, pimenta e páprica, mexa, cozinhe por mais 1 minuto, divida entre os pratos e sirva.

Aproveitar!

Nutrição:calorias 200, gordura 4, fibra 2, carboidratos 3, proteína 7

Delicioso feijão verde e abacate

Sirva com um saboroso prato de peixe!

Tempo de preparo: 10 minutos

Tempo de cozimento: 5 minutos

Porções: 4

Ingredientes:

- 2/3 libra de feijão verde, aparado
- Sal e pimenta preta a gosto
- 3 colheres de azeite
- 2 abacates, sem caroço e descascados
- 5 cebolinhas, picadas
- Um punhado de coentro, picado

Instruções:

1. Aqueça uma panela com o óleo em fogo médio, adicione o feijão verde, mexa e cozinhe por 4 minutos.
2. Adicione sal e pimenta, mexa, desligue o fogo e transfira para uma tigela.
3. Em outra tigela, misture os abacates com sal e pimenta e amasse com um garfo.
4. Adicione a cebola e mexa bem.

5. Adicione isso sobre o feijão verde, misture e sirva com coentro picado por cima.

Aproveitar!

Nutrição:calorias 200, gordura 5, fibra 3, carboidratos 4, proteína 6

Macarrão de espaguete cremoso

Isto é simplesmente perfeito para um prato de peru!

Tempo de preparo: 10 minutos

Tempo de cozimento: 40 minutos

Porções: 4

Ingredientes:

- 1 abóbora espaguete
- Sal e pimenta preta a gosto
- 2 colheres de ghee
- 1 colher de chá de tempero cajun
- Uma pitada de pimenta caiena
- 2 xícaras de creme de leite

Instruções:

1. Pique o espaguete com um garfo, coloque em uma assadeira forrada, introduza no forno a 350 graus F e asse por 15 minutos.

2. Retire a abóbora espaguete do forno, deixe esfriar um pouco e retire o macarrão de abóbora.

3. Aqueça uma panela com o ghee em fogo médio, adicione a abóbora espaguete, mexa e cozinhe por alguns minutos.

4. Adicione sal, pimenta, pimenta caiena e tempero Cajun, mexa e cozinhe por 1 minuto.
5. Adicione o creme de leite, mexa, cozinhe por mais 10 minutos, divida entre os pratos e sirva como acompanhamento ceto.

Aproveitar!

Nutrição: calorias 200, gordura 2, fibra 1, carboidratos 5, proteína 8

Azeitonas Assadas Incríveis

Este é um ótimo acompanhamento! Você vai ver!

Tempo de preparo: 10 minutos

Tempo de cozimento: 20 minutos

Porções: 6

Ingredientes:

- 1 xícara de azeitonas pretas sem caroço
- 1 xícara de azeitonas kalamata, sem caroço
- 1 xícara de azeitonas verdes, recheadas com amêndoas e alho
- ¼ xícara de azeite
- 10 dentes de alho
- 1 colher de sopa de ervas de Provence
- 1 colher de chá de raspas de limão, raladas
- Pimenta preta a gosto
- Um pouco de tomilho picado para servir

Instruções:

1. Coloque as azeitonas pretas, kalamata e verdes em uma assadeira forrada, regue azeite, alho e ervas de

Provence, misture para cobrir, introduza no forno a 425 graus F e asse por 10 minutos.

2. Mexa as azeitonas e asse por mais 10 minutos.

3. Divida as azeitonas nos pratos, polvilhe as raspas de limão, pimenta preta e tomilho por cima, misture bem e sirva quente.

Aproveitar!

Nutrição:calorias 200, gordura 20, fibra 4, carboidratos 3, proteína 1

Delicioso macarrão de legumes

Estes são muito deliciosos e incrivelmente coloridos!

Tempo de preparo: 10 minutos

Tempo de cozimento: 20 minutos

Porções: 6

Ingredientes:

- 1 abobrinha cortada com espiralizador
- 1 abobrinha cortada com espiralizador
- 1 cenoura cortada com espiralizador
- 1 batata doce cortada com espiralizador
- 4 onças de cebola roxa, picada
- 6 onças de pimentão amarelo, laranja e vermelho, cortado em tiras finas
- Sal e pimenta preta a gosto
- 4 colheres de gordura do bacon
- 3 dentes de alho, picados

Instruções:

1. Espalhe o macarrão de abobrinha em uma assadeira forrada.

2. Adicione a abóbora, a cenoura, a batata-doce, a cebola e todos os pimentões.
3. Adicione sal, pimenta e alho e misture bem.
4. Adicione a gordura do bacon, misture novamente todo o macarrão, introduza no forno a 400 graus F e asse por 20 minutos.
5. Transfira para os pratos e sirva imediatamente como acompanhamento ceto.

Aproveitar!

Nutrição:calorias 50, gordura 1, fibra 1, carboidratos 6, proteína 2

Couves de Bruxelas mostarda e alho

Conhecemos muitos ótimos lados de couve de Bruxelas ceto, mas este é um dos nossos favoritos!

Tempo de preparo: 10 minutos

Tempo de cozimento: 40 minutos

Porções: 4

Ingredientes:

- 1 quilo de couves de Bruxelas, aparadas e cortadas ao meio
- Sal e pimenta preta a gosto
- 1 colher de sopa de aminos de coco
- 1 colher de sopa de mostarda Dijon
- 1 colher de sopa de dentes de alho, picados
- 1 colheres de ghee
- 1 cabeça de dente de alho, dentes descascados e separados
- 1 colher de sopa de sementes de alcaravia

Instruções:

1. Coloque as couves de Bruxelas em uma assadeira forrada.

2. Adicione o alho picado, alho inteiro, ghee, mostarda, sal, pimenta, aminoácidos de coco e sementes de cominho.
3. Atire para revestir muito bem, introduza no forno a 400 graus F e asse por 40 minutos.
4. Transfira para pratos e sirva como acompanhamento de uma assadeira.

Aproveitar!

Nutrição:calorias 70, gordura 4, fibra 2, carboidratos 4, proteína 2,4

Incrível molho de queijo

Combina perfeitamente com pratos à base de carne e peixe!

Tempo de preparo: 10 minutos

Tempo de cozimento: 12 minutos

Porções: 8

Ingredientes:

- 2 colheres de ghee
- ¼ xícara de cream cheese, macio
- ¼ xícara de creme de leite
- ¼ xícara de queijo cheddar ralado
- 2 colheres de água
- Uma pitada de sal
- ¼ colher de chá de pimenta caiena
- ½ colher de chá de páprica doce
- ½ colher de chá de cebola em pó
- ½ colher de chá de alho em pó
- 4 colheres de salsa picada

Instruções:

1. Aqueça uma panela com o ghee em fogo médio.
2. Adicione o creme de leite e mexa bem.

3. Adicione o cream cheese, mexa e deixe ferver.

4. Desligue o fogo, adicione o queijo cheddar, mexa, retorne ao fogo médio e cozinhe por 3-4 minutos.

5. Adicione a água, uma pitada de sal, pimenta caiena, cebola e alho em pó, páprica e salsinha, mexa bem, desligue o fogo e sirva em cima de pratos à base de carne ou peixe.

Aproveitar!

Nutrição:calorias 200, gordura 13, fibra 0, carboidratos 1, proteína 6

Couve-rábano refogado

Você já ouviu falar de um prato ceto tão saboroso? Preste atenção e aprenda a fazer esse prato simples!

Tempo de preparo: 10 minutos
Tempo de cozimento: 10 minutos
Porções: 4

Ingredientes:

- 2 couves-rábano, aparadas e em fatias finas
- Sal e pimenta preta a gosto
- 1 colher de sopa de salsa, picada
- 1 colher de sopa de ghee
- 2 dentes de alho, picados

Instruções:

1. Coloque um pouco de água em uma panela e leve ao fogo médio.
2. Adicione as fatias de couve-rábano, cozinhe por 5 minutos, escorra e transfira para uma tigela.
3. Aqueça uma panela com o ghee em fogo médio.
4. Adicione o alho, mexa e cozinhe por 1 minuto.

5. Adicione as fatias de couve-rábano, sal, pimenta e cozinhe até dourar dos dois lados.

6. Adicione a salsa, misture para cobrir, transfira para pratos e sirva quente.

Aproveitar!

Nutrição:calorias 87, gordura 2,4, fibra 3, carboidratos 5, proteína 4

Deliciosas batatas fritas

Você pode fazer essas batatas fritas muito rápido e elas têm um sabor incrível!

Tempo de preparo: 10 minutos

Tempo de cozimento: 25 minutos

Porções: 4

Ingredientes:

- 2 quilos de nabos descascados e cortados em palitos
- Sal a gosto
- ¼ xícara de azeite

Para a mistura de temperos:

- 2 colheres de sopa de pimenta em pó
- 1 colher de chá de alho em pó
- ½ colher de chá de orégano, seco
- 1 e ½ colheres de chá de cebola em pó
- 1 e ½ colheres de sopa de cominho, moído

Instruções:

1. Em uma tigela, misture a pimenta em pó com a cebola e o alho, o cominho e o orégano e mexa bem.

2. Adicione os palitos de pastinaga, esfregue-os bem e espalhe em uma assadeira forrada.

3. Tempere com sal, regue o óleo, misture bem e asse no forno a 350 graus F por 25 minutos.

4. Deixe as batatas fritas esfriarem um pouco antes de servi-las como acompanhamento ceto.

Aproveitar!

Nutrição:calorias 140, gordura 2, fibra 1, carboidratos 1, proteína 6

Acompanhamento irlandês incrível

Isso é tão incrível e fresco!

Tempo de preparo: 10 minutos

Tempo de cozimento: 15 minutos

Porções: 6

Ingredientes:

- 1 xícara de folhas de espinafre
- 3 xícaras de floretes de couve-flor
- ¼ xícara de creme
- 4 colheres de ghee
- Sal e pimenta preta a gosto
- ½ xícara de creme de leite
- 1 abacate, sem caroço e descascado

Instruções:

1. Em uma tigela refratária, misture o espinafre com os floretes de couve-flor, coloque no micro-ondas e cozinhe por 15 minutos.

2. Amasse o abacate com um garfo e adicione à mistura de espinafre.

3. Adicione também sal, pimenta, creme, ghee e creme de leite e misture usando um liquidificador de imersão.
4. Transfira para pratos e sirva com um bife.

Aproveitar!

Nutrição:calorias 190, gordura 16, fibra 7, carboidratos 3, proteína 5

Abobrinha duas vezes assada

Sirva com um prato de cordeiro e divirta-se!

Tempo de preparo: 10 minutos

Tempo de cozimento: 30 minutos

Porções: 4

Ingredientes:

- 2 abobrinhas cortadas ao meio e cada metade ao meio no sentido do comprimento
- ¼ xícara de cebola amarela, picada
- ½ xícara de queijo cheddar ralado
- 4 tiras de bacon, cozidas e desintegradas
- ¼ xícara de creme de leite
- 2 onças de queijo creme, macio
- 1 colher de sopa de pimenta jalapeño, picada
- Sal e pimenta preta a gosto
- 2 colheres de ghee

Instruções:

1. Retire o interior da abobrinha, coloque a carne em uma tigela e arrume as xícaras de abobrinha em uma assadeira.

125

2. Adicione a cebola, o queijo cheddar, as migalhas de bacon, o jalapeno, o sal, a pimenta, o creme de leite, o cream cheese e o ghee à tigela.

3. Bata muito bem, recheie os quartos de abobrinha com esta mistura, introduza no forno a 350 graus F e asse por 30 minutos.

4. Divida as abobrinhas entre os pratos e sirva com algumas costeletas de cordeiro ao lado.

Aproveitar!

Nutrição:calorias 260, gordura 22, fibra 4, carboidratos 3, proteína 10

Delicioso Molho

Este molho cetogênico é de outro mundo!

Tempo de preparo: 10 minutos

Tempo de cozimento: 10 minutos

Porções: 4

Ingredientes:

- 4 onças de salsichas, picadas
- Sal e pimenta preta a gosto
- 1 xícara de creme de leite
- 2 colheres de ghee
- ½ colher de chá de goma guar

Instruções:

1. Aqueça uma panela em fogo médio, adicione os pedaços de salsicha, mexa, cozinhe por 4 minutos e transfira para um prato.
2. Retorne a panela ao fogo médio, adicione o ghee e derreta.
3. Adicione o creme de leite, sal, pimenta e goma guar, mexa e cozinhe até começar a engrossar.

4. Retorne a salsicha para a panela, mexa bem, desligue o fogo e regue sobre um saboroso bife ceto.

Aproveitar!

Nutrição:calorias 345, gordura 34, fibra 0, carboidratos 2, proteína 4

Pilaf de cogumelos e cânhamo

É um acompanhamento muito interessante e delicioso!

Tempo de preparo: 10 minutos

Tempo de cozimento: 20 minutos

Porções: 4

Ingredientes:

- 2 colheres de ghee
- ¼ xícara de amêndoas, fatiadas
- 3 cogumelos, picados grosseiramente
- 1 xícara de sementes de cânhamo
- Sal e pimenta preta a gosto
- ½ colher de chá de alho em pó
- ½ xícara de caldo de galinha
- ¼ colher de chá de salsa, seca

Instruções:

1. Aqueça uma panela com o ghee em fogo médio, adicione as amêndoas e os cogumelos, mexa e cozinhe por 4 minutos.
2. Adicione as sementes de cânhamo e mexa.

3. Adicione sal, pimenta, salsa, alho em pó e caldo, mexa, reduza o fogo, tampe a panela e cozinhe até que o caldo seja absorvido.

4. Divida entre os pratos e sirva como acompanhamento.

Aproveitar!

Nutrição:calorias 324, gordura 24, fibra 15, carboidratos 2, proteína 15

Salada de acompanhamento asiático

Tem um sabor delicioso e incrível! Combina perfeitamente com alguns camarões ceto!

Tempo de preparo: 30 minutos

Tempo de cozimento: 10 minutos

Porções: 4

Ingredientes:

- 1 pepino grande, em fatias finas
- 1 cebolinha, picada
- 2 colheres de óleo de coco
- 1 pacote de macarrão asiático
- 1 colher de vinagre balsâmico
- 1 colher de óleo de gergelim
- ¼ colher de chá de flocos de pimenta vermelha
- Sal e pimenta preta a gosto
- 1 colher de chá de sementes de gergelim

Instruções:

1. Cozinhe o macarrão de acordo com as instruções da embalagem, escorra e lave-o bem.

2. Aqueça uma panela com o óleo de coco em fogo médio, adicione o macarrão, tampe a panela e frite por 5 minutos até que estejam crocantes o suficiente.
3. Transfira-os para papel toalha e escorra a gordura.
4. Em uma tigela, misture as fatias de pepino com cebolinha, flocos de pimenta, vinagre, óleo de gergelim, sementes de gergelim, sal, pimenta e macarrão.
5. Misture bem, mantenha na geladeira por 30 minutos e sirva como acompanhamento para alguns camarões grelhados.

Aproveitar!

Nutrição:calorias 400, gordura 34, fibra 2, carboidratos 4, proteína 2

Prato de Legumes Mistos

Sirva com um saboroso bife ceto!

Tempo de preparo: 10 minutos

Tempo de cozimento: 10 minutos

Porções: 4

Ingredientes:

- 14 onças de cogumelos, fatiados
- 3 onças de floretes de brócolis
- 3,5 onças de ervilhas de açúcar
- 6 colheres de azeite
- Sal e pimenta preta a gosto
- 3 onças de pimentão, cortado em tiras
- 3 onças de espinafre, rasgado
- 2 colheres de alho, picado
- 2 colheres de sopa de sementes de abóbora
- Uma pitada de flocos de pimenta vermelha

Instruções:

1. Aqueça uma panela com o azeite em fogo médio, adicione o alho, mexa e cozinhe por 1 minuto.

2. Adicione os cogumelos, mexa e cozinhe por mais 3 minutos.
3. Adicione o brócolis e mexa tudo.
4. Adicione as ervilhas e os pimentões e mexa novamente.
5. Adicione sal, pimenta, sementes de abóbora e flocos de pimenta, mexa e cozinhe por alguns minutos.
6. Adicione o espinafre, mexa delicadamente, cozinhe por alguns minutos, divida entre os pratos e sirva como acompanhamento.

Aproveitar!

Nutrição:calorias 247, gordura 23, fibra 4, carboidratos 3, proteína 7

Polenta de couve-flor incrível

Isso deve ser muito interessante! Vamos aprender a prepará-lo!

Tempo de preparo: 10 minutos

Tempo de cozimento: 1 hora

Porções: 2

Ingredientes:

- 1 cabeça de couve-flor, floretes separados e picados
- ¼ xícara de avelãs
- 1 colher de sopa de azeite + 2 colheres de chá de azeite extra virgem
- 1 cebola amarela pequena, picada
- 3 xícaras de cogumelos shiitake, picados
- 4 dentes de alho
- 3 colheres de fermento nutricional
- ½ xícara de água
- Salsa picada para servir

Instruções:

1. Espalhe as avelãs em uma assadeira forrada, introduza no forno a 350 graus F e asse por 10 minutos.

2. Retire as avelãs do forno, deixe-as esfriar, pique e deixe de lado por enquanto.

3. Espalhe os floretes de couve-flor na assadeira, regue 1 colher de chá de óleo, introduza no forno a 400 graus F e asse por 30 minutos.

4. Em uma tigela, misture o óleo com ½ colher de chá de óleo e misture.

5. Coloque os dentes de alho em uma folha de alumínio, regue ½ colher de chá de óleo e embrulhe.

6. Espalhe a cebola ao lado da couve-flor, adicione também o alho enrolado na assadeira, coloque tudo no forno e asse por 20 minutos.

7. Aqueça uma panela com o restante do azeite em fogo médio, adicione os cogumelos, mexa e cozinhe por 8 minutos.

8. Retire a couve-flor do forno e transfira para o processador de alimentos.

9. Desembrulhe o alho, descasque e também adicione ao processador de alimentos.

10. Adicione a cebola, o fermento, o sal e a pimenta e misture tudo bem.

11. Divida a polenta em pratos, cubra com cogumelos, avelãs e salsa e sirva como acompanhamento.

Aproveitar!

Nutrição:calorias 342, gordura 21, fibra 12, carboidratos 3, proteína 14

Acompanhamento incrível

Isso vai te surpreender totalmente!

Tempo de preparo: 10 minutos

Tempo de cozimento:4 horas e 20 minutos

Porções: 8

Ingredientes:

- 2 xícaras de farinha de amêndoas
- 2 colheres de sopa de proteína de soro de leite em pó
- ¼ xícara de farinha de coco
- ½ colher de chá de alho em pó
- 2 colheres de chá de fermento em pó
- 1 e ¼ xícaras de queijo cheddar, ralado
- 2 ovos
- ¼ xícara de ghee derretido
- ¾ xícara de água

Para o recheio:

- ½ xícara de cebola amarela, picada
- 2 colheres de ghee
- 1 pimentão vermelho, picado
- 1 pimenta jalapeño, picada

- Sal e pimenta preta a gosto
- 12 onças de salsicha, picada
- 2 ovos
- ¾ xícara de caldo de galinha
- ¼ xícara de creme de leite

Instruções:

1. Em uma tigela, misture a farinha de coco com whey protein, farinha de amêndoa, alho em pó, fermento em pó e 1 xícara de queijo cheddar e mexa tudo.
2. Adicione a água, 2 ovos e ¼ xícara de ghee e mexa bem.
3. Transfira isso para uma assadeira untada, polvilhe o restante do queijo cheddar, introduza no forno a 325 graus F e asse por 30 minutos.
4. Deixe o pão esfriar por 15 minutos e corte em cubos.
5. Espalhe os cubos de pão em uma assadeira forrada, introduza no forno a 200 graus F e asse por 3 horas.
6. Retire os cubos de pão do forno e deixe de lado por enquanto.
7. Aqueça uma panela com 2 colheres de ghee em fogo médio, adicione a cebola, mexa e cozinhe por 4 minutos.
8. Adicione jalapeno e pimentão vermelho, mexa e cozinhe por 5 minutos.
9. Adicione sal e pimenta, mexa e transfira tudo para uma tigela.
10. Aqueça a mesma panela em fogo médio, adicione a linguiça, mexa e cozinhe por 10 minutos.
11. Transfira para a tigela com os legumes, adicione também o caldo, o pão e mexa tudo.

12. Em uma tigela separada, bata 2 ovos com um pouco de sal, pimenta e creme de leite.

13. Adicione isso à mistura de salsicha e pão, mexa, transfira para uma assadeira untada, introduza no forno a 325 graus F e asse por 30 minutos.

14. Sirva quente como acompanhamento.

Aproveitar!

Nutrição:calorias 340, gordura 4, fibra 6, carboidratos 3,4, proteína 7

Cogumelos Especiais

É tão gostoso! Você tem que experimentar para ver!

Tempo de preparo: 10 minutos

Tempo de cozimento: 30 minutos

Porções: 4

Ingredientes:

- 4 colheres de ghee
- 16 onças de cogumelos bebê
- Sal e pimenta preta a gosto
- 3 colheres de sopa de cebola, seca
- 3 colheres de sopa de salsa em flocos
- 1 colher de chá de alho em pó

Instruções:

1. Em uma tigela, misture os flocos de salsa com a cebola, sal, pimenta e alho em pó e mexa.
2. Em outra tigela, misture o cogumelo com o ghee derretido e misture.
3. Adicione a mistura de temperos, misture bem, espalhe em uma assadeira forrada, introduza no forno a 300 graus F e asse por 30 minutos.

4. Sirva como acompanhamento para um saboroso assado ceto.

Aproveitar!

Nutrição:calorias 152, gordura 12, fibra 5, carboidratos 6, proteína 4

Feijão Verde e Saboroso Vinagrete

Você vai achar este acompanhamento keto realmente incrível!

Tempo de preparo: 10 minutos

Tempo de cozimento: 12 minutos

Servindo: 8

Ingredientes:

- 2 onças de chouriço, picado
- 1 dente de alho, picado
- 1 colher de chá de suco de limão
- 2 colheres de chá de páprica defumada
- ½ xícara de vinagre de coco
- 4 colheres de óleo de macadâmia
- ¼ colher de chá de coentro, moído
- Sal e pimenta preta a gosto
- 2 colheres de óleo de coco
- 2 colheres de caldo de carne
- 2 quilos de feijão verde

Instruções:

1. Em um liquidificador, misture o chouriço com sal, pimenta, vinagre, alho, suco de limão, páprica e coentro e pulse bem.
2. Adicione o caldo e o óleo de macadâmia e misture novamente.
3. Aqueça uma panela com o óleo de coco em fogo médio, adicione o feijão verde e a mistura de chouriço, mexa e cozinhe por 10 minutos.
4. Divida entre os pratos e sirva.

Aproveitar!

Nutrição:calorias 160, gordura 12, fibra 4, carboidratos 6, proteína 4

Acompanhamento de berinjela refogada

Experimente este prato ceto vietnamita!

Tempo de preparo: 10 minutos

Tempo de cozimento: 15 minutos

Porções: 4

Ingredientes:

- 1 berinjela asiática grande, cortada em pedaços médios
- 1 cebola amarela, em fatias finas
- 2 colheres de óleo vegetal
- 2 colheres de chá de alho, picado
- ½ xícara de molho vietnamita
- ½ xícara de água
- 2 colheres de chá de pasta de pimentão
- ¼ xícara de leite de coco
- 4 cebolinhas verdes, picadas

Para o molho vietnamita:

- 1 colher de chá de açúcar de palma
- ½ xícara de caldo de galinha
- 2 colheres de sopa de molho de peixe

Instruções:

1. Coloque o caldo em uma panela e aqueça em fogo médio.

2. Adicione o açúcar e o molho de peixe, mexa bem e deixe de lado por enquanto.

3. Aqueça uma panela em fogo médio, adicione os pedaços de berinjela, doure por 2 minutos e transfira para um prato.

4. Aqueça a panela novamente com o óleo em fogo médio alto, adicione a cebola amarela e o alho, mexa e cozinhe por 2 minutos.

5. Retorne os pedaços de berinjela e cozinhe por 2 minutos.

6. Adicione a água, o molho vietnamita que você fez anteriormente, pasta de pimenta e leite de coco, mexa e cozinhe por 5 minutos.

7. Adicione a cebolinha, mexa, cozinhe por mais 1 minuto, transfira para pratos e sirva como acompanhamento.

Aproveitar!

Nutrição:calorias 142, gordura 7, fibra 4, carboidratos 5, proteína 3

Soufflés de Cheddar

Se você está em uma dieta cetogênica, então você deve realmente experimentar este prato! Sirva com um bife ao lado!

Tempo de preparo: 10 minutos

Tempo de cozimento: 25 minutos

Porções: 8

Ingredientes:

- ¾ xícara de creme de leite
- 2 xícaras de queijo cheddar ralado
- 6 ovos
- Sal e pimenta preta a gosto
- ¼ colher de chá de cremor tártaro
- Uma pitada de pimenta caiena
- ½ colher de chá de goma xantana
- 1 colher de chá de mostarda em pó
- ¼ xícara de cebolinha, picada
- ½ xícara de farinha de amêndoas
- Spray para cozinhar

Instruções:

1. Em uma tigela, misture a farinha de amêndoa com sal, pimenta, mostarda, goma xantana e pimenta de Caiena e misture bem.
2. Junte o queijo, as natas, a cebolinha, os ovos e o cremor tártaro e volte a bater bem.
3. Unte 8 ramequins com spray de cozinha, despeje a mistura de cheddar e cebolinha, introduza no forno a 350 graus F e asse por 25 minutos.
4. Sirva seus suflês com um saboroso bife ceto.

Aproveitar!

Nutrição:calorias 288, gordura 23, fibra 1, carboidratos 3,3, proteína 14

Saborosa salada de couve-flor

Isso é muito melhor do que você jamais poderia imaginar!

Tempo de preparo: 10 minutos

Tempo de cozimento: 5 minutos

Porções: 10

Ingredientes:

- 21 onças de couve-flor, floretes separados
- Sal e pimenta preta a gosto
- 1 xícara de cebola roxa, picada
- 1 xícara de aipo, picado
- 2 colheres de vinagre de cidra
- 1 colher de chá de esplendor
- 4 ovos cozidos, descascados e picados
- 1 xícara de maionese
- 1 colher de água

Instruções:

1. Coloque os floretes de couve-flor em uma tigela refratária, adicione a água, tampe e cozinhe no micro-ondas por 5 minutos.

2. Deixe descansar por mais 5 minutos e transfira para uma saladeira.

3. Adicione o aipo, os ovos e as cebolas e mexa delicadamente.

4. Em uma tigela, misture a maionese com sal, pimenta, splenda e vinagre e misture bem.

5. Adicione isso à salada, misture bem e sirva imediatamente com uma salada.

Aproveitar!

Nutrição:calorias 211, gordura 20, fibra 2, carboidratos 3, proteína 4

Arroz fantástico

Não se preocupe! Não é feito com arroz de verdade!

Tempo de preparo: 10 minutos

Tempo de cozimento: 30 minutos

Porções: 4

Ingredientes:

- 1 cabeça de couve-flor, floretes separados
- Sal e pimenta preta a gosto
- 10 onças de leite de coco
- ½ xícara de água
- 2 fatias de gengibre
- 2 colheres de sopa de coco ralado, torrado

Instruções:

1. Coloque a couve-flor no processador de alimentos e misture.
2. Transfira o arroz de couve-flor para uma toalha de cozinha, pressione bem e deixe de lado.
3. Aqueça uma panela com o leite de coco em fogo médio.
4. Adicione a água e o gengibre, mexa e deixe ferver.
5. Adicione a couve-flor, mexa e cozinhe por 30 minutos.

6. Descarte o gengibre, adicione sal, pimenta e coco ralado, mexa delicadamente, divida entre os pratos e sirva como acompanhamento de um prato à base de aves.

Aproveitar!

Nutrição:calorias 108, gordura 3, fibra 6, carboidratos 5, proteína 9

Receitas de petiscos e aperitivos cetogênicos

Deliciosos Ovos Marinados

É um fato! Estes são deliciosos!

Tempo de preparação: 2 horas e 10 minutos

Tempo de cozimento: 7 minutos

Porções: 4

Ingredientes:

- 6 ovos
- 1 e ¼ xícaras de água
- ¼ xícara de vinagre de arroz sem açúcar
- 2 colheres de sopa de aminos de coco
- Sal e pimenta preta a gosto
- 2 dentes de alho, picados
- 1 colher de chá de estévia
- 4 onças de queijo creme
- 1 colher de cebolinha, picada

Instruções:

1. Coloque os ovos em uma panela, adicione água até cobrir, leve para ferver em fogo médio, tampe e cozinhe por 7 minutos.
2. Lave os ovos com água fria e deixe-os de lado para esfriar.

3. Em uma tigela, misture 1 xícara de água com aminoácidos de coco, vinagre, stevia e alho e bata bem.

4. Coloque os ovos nesta mistura, cubra com um pano de cozinha e deixe-os de lado por 2 horas girando de vez em quando.

5. Descasque os ovos, corte ao meio e coloque as gemas em uma tigela.

6. Adicione ¼ xícara de água, cream cheese, sal, pimenta e cebolinha e mexa bem.

7. Recheie as claras com esta mistura e sirva-as.

Aproveitar!

Nutrição:calorias 210, gordura 3, fibra 1, carboidratos 3, proteína 12

Molho de Salsicha e Queijo

Esta é uma ótima ideia de aperitivo ou lanche!

Tempo de preparo: 10 minutos

Tempo de cozimento:2 horas e 10 minutos

Porções: 28

Ingredientes:

- 8 onças de queijo creme
- Uma pitada de sal e pimenta preta
- 16 onças de creme de leite
- 8 onças de queijo de pimenta, picado
- 15 onças de tomates enlatados misturados com habaneros
- 1 libra de salsicha italiana, moída
- ¼ xícara de cebolinha verde, picada

Instruções:

1. Aqueça uma panela em fogo médio, adicione a linguiça, mexa e cozinhe até dourar.
2. Adicione a mistura de tomates, mexa e cozinhe por mais 4 minutos.

3. Adicione uma pitada de sal, pimenta e cebolinha, mexa e cozinhe por 4 minutos.
4. Espalhe o queijo de pimenta no fundo do seu fogão lento.
5. Adicione o cream cheese, a mistura de salsicha e o creme de leite, tampe e cozinhe em fogo alto por 2 horas.
6. Descubra o seu fogão lento, mexa o molho, transfira para uma tigela e sirva.

Aproveitar!

Nutrição:calorias 144, gordura 12, fibra 1, carboidratos 3, proteína 6

Molho saboroso de cebola e couve-flor

É uma combinação realmente incrível! Tente!

Tempo de preparação:2 horas 10 minutos

Tempo de cozimento: 30 minutos

Porções: 24

Ingredientes:

- 1 e ½ xícaras de caldo de galinha
- 1 cabeça de couve-flor, floretes separados
- ¼ xícara de maionese
- ½ xícara de cebola amarela, picada
- ¾ xícara de requeijão
- ½ colher de chá de pimenta em pó
- ½ colher de chá de cominho, moído
- ½ colher de chá de alho em pó
- Sal e pimenta preta a gosto

Instruções:

1. Coloque o caldo em uma panela, adicione a couve-flor e a cebola, aqueça em fogo médio e cozinhe por 30 minutos.

2. Adicione pimenta em pó, sal, pimenta, cominho e alho em pó e mexa.

3. Adicione também o cream cheese e mexa um pouco até derreter.

4. Bata no liquidificador e misture com a maionese.

5. Transfira para uma tigela e leve à geladeira por 2 horas antes de servir.

Aproveitar!

Nutrição:calorias 60, gordura 4, fibra 1, carboidratos 1, proteína 1

Deliciosos biscoitos de pesto

É um dos lanches keto mais saborosos de todos os tempos!

Tempo de preparo: 10 minutos

Tempo de cozimento: 17 minutos

Porções: 6

Ingredientes:

- ½ colher de chá de fermento em pó
- Sal e pimenta preta a gosto
- 1 e ¼ xícaras de farinha de amêndoas
- ¼ colher de chá de manjericão, seco
- 1 dente de alho, picado
- 2 colheres de sopa de pesto de manjericão
- Uma pitada de pimenta caiena
- 3 colheres de ghee

Instruções:

1. Em uma tigela, misture sal, pimenta, fermento em pó e farinha de amêndoa.
2. Adicione o alho, a pimenta caiena e o manjericão e mexa.
3. Adicione o pesto e bata.
4. Adicione também o ghee e misture a massa com o dedo.

5. Espalhe esta massa em uma assadeira forrada, introduza no forno a 325 graus F e asse por 17 minutos.
6. Deixe de lado para esfriar, corte seus biscoitos e sirva-os como lanche.

Aproveitar!

Nutrição:calorias 200, gordura 20, fibra 1, carboidratos 4, proteína 7

Muffins de Abóbora

Você pode até levar esse lanche no escritório!

Tempo de preparo: 10 minutos

Tempo de cozimento: 15 minutos

Porções: 18

Ingredientes:

- ¼ xícara de manteiga de semente de girassol
- ¾ xícara de purê de abóbora
- 2 colheres de farinha de linhaça
- ¼ xícara de farinha de coco
- ½ xícara de eritritol
- ½ colher de chá de noz-moscada, moída
- 1 colher de chá de canela, moída
- ½ colher de chá de bicarbonato de sódio
- 1 ovo
- ½ colher de chá de fermento em pó
- Uma pitada de sal

Instruções:

1. Em uma tigela, misture a manteiga com o purê de abóbora e o ovo e misture bem.

163

2. Adicione a farinha de linhaça, a farinha de coco, o eritritol, o bicarbonato de sódio, o fermento, a noz-moscada, a canela e uma pitada de sal e mexa bem.

3. Coloque isso em uma forma de muffin untada, introduza no forno a 350 graus F e asse por 15 minutos.

4. Deixe os muffins esfriarem e sirva-os como lanche.

Aproveitar!

Nutrição:calorias 50, gordura 3, fibra 1, carboidratos 2, proteína 2

Bombas deliciosas

Este lanche é fácil de fazer! Tente!

Tempo de preparo: 10 minutos

Tempo de cozimento: 0 minutos

Porções: 6

Ingredientes:

- 8 azeitonas pretas sem caroço e picadas
- Sal e pimenta preta a gosto
- 2 colheres de sopa de pesto de tomate seco
- 14 fatias de pepperoni picadas
- 4 onças de queijo creme
- 1 colher de manjericão, picado

Instruções:

1. Em uma tigela, misture o cream cheese com sal, pimenta, calabresa, manjericão, pesto de tomate seco e azeitonas pretas e mexa bem.
2. Faça bolinhas com essa mistura, disponha em uma travessa e sirva.

Aproveitar!

Nutrição:calorias 110, gordura 10, fibra 0, carboidratos 1,4, proteína 3

Chips de tortilha especiais

É uma receita excepcional de lanche ceto!

Tempo de preparo: 10 minutos

Tempo de cozimento: 14 minutos

Porções: 6

Ingredientes:

Para as tortilhas:

- 2 colheres de chá de azeite
- 1 xícara de farinha de linhaça
- 2 colheres de sopa de pó de casca de psyllium
- ¼ colher de chá de goma xantana
- 1 xícara de água
- ½ colher de chá de curry em pó
- 3 colheres de chá de farinha de coco

Para as fichas:

- 6 tortilhas de linhaça
- Sal e pimenta preta a gosto
- 3 colheres de óleo vegetal
- Salsa fresca para servir
- Creme de leite para servir

Instruções:

1. Em uma tigela, misture a farinha de linhaça com o psyllium em pó, azeite, goma xantana, água e curry em pó e misture até obter uma massa elástica.
2. Espalhe a farinha de coco em uma superfície de trabalho.
3. Divida a massa em 6 pedaços, coloque cada pedaço na superfície de trabalho e enrole em um círculo e corte cada um em 6 pedaços.
4. Aqueça uma panela com o óleo vegetal em fogo médio alto, adicione as tortilhas, cozinhe por 2 minutos de cada lado e transfira para papel toalha.
5. Coloque as tortilhas em uma tigela, tempere com sal e pimenta e sirva com um pouco de salsa fresca e creme de leite ao lado.

Aproveitar!

Nutrição:calorias 30, gordura 3, fibra 1,2, carboidratos 0,5, proteína 1

Bolas de Jalapeño incríveis

Estes são fáceis de fazer, mas são tão saborosos e deliciosos!

Tempo de preparo: 10 minutos

Tempo de cozimento: 10 minutos

Porções: 3

Ingredientes:

- 3 fatias de bacon
- 3 onças de queijo creme
- ¼ colher de chá de cebola em pó
- Sal e pimenta preta a gosto
- 1 pimenta jalapeño, picada
- ½ colher de chá de salsa, seca
- ¼ colher de chá de alho em pó

Instruções:

1. Aqueça uma panela em fogo médio, adicione o bacon, cozinhe até ficar crocante, transfira para papel toalha, escorra a gordura e desfaça.
2. Reserve a gordura do bacon da frigideira.

3. Em uma tigela, misture o cream cheese com a pimenta jalapeno, cebola e alho em pó, salsinha, sal e pimenta e mexa bem.

4. Acrescente a gordura do bacon e as migalhas de bacon, mexa delicadamente, modele bolinhas dessa mistura e sirva.

Aproveitar!

Nutrição:calorias 200, gordura 18, fibra 1, carboidratos 2, proteína 5

Muffins de cheeseburguer

Este é um ótimo aperitivo ceto para uma noite de esportes!

Tempo de preparo: 10 minutos

Tempo de cozimento: 30 minutos

Porções: 9

Ingredientes:

- ½ xícara de farinha de linhaça
- ½ xícara de farinha de amêndoas
- Sal e pimenta preta a gosto
- 2 ovos
- 1 colher de chá de fermento em pó
- ¼ xícaras de creme de leite

Para o recheio:

- ½ colher de chá de cebola em pó
- 16 onças de carne bovina, moída
- Sal e pimenta preta a gosto
- 2 colheres de pasta de tomate
- ½ colher de chá de alho em pó
- ½ xícara de queijo cheddar ralado
- 2 colheres de mostarda

Instruções:

1. Em uma tigela, misture a farinha de amêndoa com a farinha de linhaça, sal, pimenta e fermento e bata.
2. Adicione os ovos e o creme de leite e mexa muito bem.
3. Divida isso em uma forma de muffin untada e pressione bem com os dedos.
4. Aqueça uma panela em fogo médio, adicione a carne, mexa e doure por alguns minutos.
5. Adicione sal, pimenta, cebola em pó, alho em pó e pasta de tomate e mexa bem.
6. Cozinhe por mais 5 minutos e desligue o fogo.
7. Encha as crostas de cupcakes com esta mistura, introduza no forno a 350 graus F e asse por 15 minutos.
8. Espalhe o queijo por cima, introduza novamente no forno e asse os muffins por mais 5 minutos.
9. Sirva com mostarda e seus toppings favoritos por cima.

Aproveitar!

Nutrição:calorias 245, gordura 16, fibra 6, carboidratos 2, proteína 14

Molho de Pizza Saborosa

Você vai adorar este grande mergulho!

Tempo de preparo: 10 minutos

Tempo de cozimento: 20 minutos

Porções: 4

Ingredientes:

- 4 onças de queijo creme, macio
- ½ xícara de queijo mussarela
- ¼ xícara de creme de leite
- Sal e pimenta preta a gosto
- 1/2 xícara de molho de tomate
- ¼ xícara de maionese
- ¼ xícara de queijo parmesão ralado
- 1 colher de sopa de pimentão verde, picado
- 6 fatias de pepperoni picadas
- ½ colher de chá de tempero italiano
- 4 azeitonas pretas sem caroço e picadas

Instruções:

1. Em uma tigela, misture o cream cheese com a mussarela, o creme de leite, a maionese, o sal e a pimenta e mexa bem.
2. Espalhe em 4 ramequins, adicione uma camada de molho de tomate, em seguida, coloque queijo parmesão, cubra com pimentão, calabresa, tempero italiano e azeitonas pretas.
3. Introduzir no forno a 350 graus F e asse por 20 minutos.
4. Sirva quente.

Aproveitar!

Nutrição:calorias 400, gordura 34, fibra 4, carboidratos 4, proteína 15

Lanche incrível Keto Muffins

Todo mundo aprecia um grande mimo! Experimente este em breve!

Tempo de preparo: 10 minutos

Tempo de cozimento: 15 minutos

Porções: 20

Ingredientes:

- ½ xícara de farinha de linhaça
- ½ xícara de farinha de amêndoas
- 3 colheres de sopa
- 1 colher de sopa de psyllium em pó
- Uma pitada de sal
- Spray para cozinhar
- ¼ colher de chá de fermento em pó
- 1 ovo
- ¼ xícara de leite de coco
- 1/3 xícara de creme de leite
- 3 cachorros-quentes, cortados em 20 pedaços

Instruções:

1. Em uma tigela, misture a farinha de linhaça com a farinha, o psyllium em pó, o swerve, o sal e o fermento e mexa.
2. Adicione o ovo, o creme de leite e o leite de coco e bata bem.
3. Unte uma forma de muffins com óleo de cozinha, divida a massa que acabou de fazer, coloque um pedaço de cachorro-quente no meio de cada muffin, introduza no forno a 350 graus F e asse por 12 minutos.
4. Grelhe em grelha pré-aquecida por mais 3 minutos, divida em uma travessa e sirva.

Aproveitar!

Nutrição:calorias 80, gordura 6, fibra 1, carboidratos 1, proteína 3

Incrível lanche frito de queijo

É um lanche ceto crocante e saboroso!

Tempo de preparo: 10 minutos

Tempo de cozimento: 10 minutos

Porções: 6

Ingredientes:

- 2 onças de azeitonas, sem caroço e picadas
- 5 onças de queso Blanco, em cubos e congele por alguns minutos
- Uma pitada de flocos de pimenta vermelha
- 1 e ½ colheres de sopa de azeite

Instruções:

1. Aqueça uma panela com o óleo em fogo médio alto, adicione os cubos de queijo e cozinhe até o fundo derreter um pouco.
2. Vire os cubos com uma espátula e polvilhe azeitonas pretas por cima.
3. Deixe os cubos cozinharem um pouco mais, vire e polvilhe os flocos de pimenta vermelha e cozinhe até ficarem crocantes.

4. Vire, cozinhe do outro lado até ficar crocante também, transfira para uma tábua de corte, corte em pequenos blocos e sirva em seguida como lanche.

Aproveitar!

Nutrição:calorias 500, gordura 43, fibra 4, carboidratos 2, proteína 30

Barras de Maple e Pecan

Este é um lanche ceto muito saudável para você experimentar em breve!

Tempo de preparo: 10 minutos

Tempo de cozimento: 25 minutos

Porções: 12

Ingredientes:

- ½ xícara de farinha de linhaça
- 2 xícaras de nozes pecan, torradas e trituradas
- 1 xícara de farinha de amêndoa
- ½ xícara de óleo de coco
- ¼ colher de chá de estévia
- ½ xícara de coco ralado
- ¼ xícara de "xarope de bordo"

Para o xarope de bordo:

- ¼ xícara de eritritol
- 2 e ¼ colheres de chá de óleo de coco
- 1 colher de sopa de ghee
- ¼ colher de chá de goma xantana
- ¾ xícara de água

- 2 colheres de chá de extrato de bordo
- ½ colher de chá de extrato de baunilha

Instruções:

1. Em uma tigela resistente ao calor, misture o ghee com 2 e ¼ colheres de chá de óleo de coco e goma xantana, mexa, coloque no micro-ondas e aqueça por 1 minuto.

2. Adicione o eritritol, a água, o bordo e o extrato de baunilha, mexa bem e aqueça no micro-ondas por mais 1 minuto.

3. Em uma tigela, misture a farinha de linhaça com a farinha de coco e amêndoa e mexa.

4. Adicione as nozes e mexa novamente.

5. Adicione ¼ xícara de xarope de bordo, stevia e ½ xícara de óleo de coco e mexa bem.

6. Espalhe isso em uma assadeira, pressione bem, introduza no forno a 350 graus F e asse por 25 minutos.

7. Deixe de lado para esfriar, corte em 12 barras e sirva como lanche ceto.

Aproveitar!

Nutrição:calorias 300, gordura 30, fibra 12, carboidratos 2, proteína 5

Lanche incrível de sementes de chia

Experimente estes biscoitos saborosos hoje!

Tempo de preparo: 10 minutos

Tempo de cozimento: 35 minutos

Porções: 36

Ingredientes:

- 1 e ¼ xícara de água gelada
- ½ xícara de sementes de chia, moídas
- 3 onças de cheddar, queijo, ralado
- ¼ colher de chá de goma xantana
- 2 colheres de azeite
- 2 colheres de sopa de pó de casca de psyllium
- ¼ colher de chá de orégano, seco
- ¼ colher de chá de alho em pó
- ¼ colher de chá de cebola em pó
- Sal e pimenta preta a gosto
- ¼ colher de chá de páprica doce

Instruções:

1. Em uma tigela, misture as sementes de chia com goma xantana, psyllium em pó, orégano, alho e cebola em pó, páprica, sal e pimenta e mexa.
2. Adicione o óleo e mexa bem.
3. Adicione a água gelada e mexa até obter uma massa firme.
4. Espalhe isso em uma assadeira, introduza no forno a 350 graus F e asse por 35 minutos.
5. Deixe de lado para esfriar, corte em 36 bolachas e sirva-as como um lanche ceto.

Aproveitar!

Nutrição:calorias 50, gordura 3, fibra 1, carboidratos 0,1, proteína 2

Tortas Simples de Tomate

Estes são aperitivos ceto simples, mas muito saborosos!

Tempo de preparo: 10 minutos

Tempo de cozimento:1 hora e 10 minutos

Porções: 12

Ingredientes:

- ¼ xícara de azeite
- 2 tomates, fatiados
- Sal e pimenta preta a gosto

Para a base:

- 5 colheres de ghee
- 1 colher de sopa de psyllium
- ½ xícara de farinha de amêndoas
- 2 colheres de farinha de coco
- Uma pitada de sal

Para o recheio:

- 2 colheres de chá de alho, picado
- 3 colheres de chá de tomilho, picado
- 2 colheres de azeite
- 3 onças de queijo de cabra, desintegrado

- 1 cebola pequena, em fatias finas

Instruções:

1. Espalhe as fatias de tomate em uma assadeira forrada, tempere com sal e pimenta, regue ¼ xícara de azeite, introduza no forno a 425 graus F e asse por 40 minutos.

2. Enquanto isso, no seu processador de alimentos misture a farinha de amêndoa com casca de psyllium, farinha de coco, sal, pimenta e manteiga fria e mexa até obter uma massa.

3. Divida esta massa em formas de cupcake de silicone, pressione bem, introduza no forno a 350 graus F e asse por 20 minutos.

4. Retire os cupcakes do forno e reserve.

5. Retire também as fatias de tomate do forno e esfrie-as um pouco.

6. Divida as fatias de tomate em cima dos cupcakes.

7. Aqueça uma panela com 2 colheres de sopa de azeite em fogo médio alto, adicione a cebola, mexa e cozinhe por 4 minutos.

8. Adicione o alho e o tomilho, mexa, cozinhe por mais 1 minuto e desligue o fogo.

9. Espalhe esta mistura sobre as rodelas de tomate.

10. Polvilhe o queijo de cabra, introduza novamente no forno e cozinhe a 350 graus F por mais 5 minutos.

11. Disponha em uma travessa e sirva.

Aproveitar!

Nutrição:calorias 163, gordura 13, fibra 1, carboidratos 3, proteína 3

Molho de Abacate

Este não é um guacamole, mas é igualmente delicioso!

Tempo de preparação:3 horas e 10 minutos

Tempo de cozimento: 10 minutos

Porções: 4

Ingredientes:

- ¼ xícara de eritritol em pó
- 2 abacates, sem caroço, descascados e cortados em fatias
- ¼ colher de chá de estévia
- ½ xícara de coentro, picado
- Sumo e raspa de 2 limas
- 1 xícara de leite de coco

Instruções:

1. Coloque as fatias de abacate em uma assadeira forrada, esprema metade do suco de limão sobre elas e mantenha no freezer por 3 horas.
2. Aqueça o leite de coco em uma panela em fogo médio.
3. Adicione as raspas de limão, mexa e deixe ferver.

4. Adicione o pó de eritritol, mexa, desligue o fogo e deixe esfriar um pouco.

5. Transfira o abacate para o processador de alimentos, adicione o restante do suco de limão e o coentro e pulse bem.

6. Adicione a mistura de leite de coco e stevia e misture bem.

7. Transfira para uma tigela e sirva imediatamente.

Aproveitar!

Nutrição:calorias 150, gordura 14, fibra 2, carboidratos 4, proteína 2

Aperitivo especial de presunto e camarão

Você tem que amar isso! É gostoso!

Tempo de preparo: 10 minutos

Tempo de cozimento: 20 minutos

Porções: 16

Ingredientes:

- 2 colheres de azeite
- 10 onças de camarão já cozido, descascado e limpo
- 1 colher de sopa de hortelã, picada
- 2 colheres de eritritol
- 1/3 xícara de amoras, moídas
- 11 presunto fatiado
- 1/3 xícara de vinho tinto

Instruções:

1. Enrole cada camarão em fatias de presunto, disponha em uma assadeira forrada, regue o azeite sobre eles, introduza no forno a 425 graus F e asse por 15 minutos.
2. Aqueça uma panela com amoras moídas em fogo médio, adicione hortelã, vinho e eritritol, mexa, cozinhe por 3 minutos e retire do fogo.

188

3. Disponha os camarões em uma travessa, regue com o molho de amoras e sirva.

Aproveitar!

Nutrição:calorias 245, gordura 12, fibra 2, carboidratos 1, proteína 14

Biscoitos de brócolis e cheddar

Este lanche vai realmente fazer você se sentir satisfeito por algumas horas!

Tempo de preparo: 10 minutos

Tempo de cozimento: 25 minutos

Porções: 12

Ingredientes:

- 4 xícaras de floretes de brócolis
- 1 e ½ xícara de farinha de amêndoas
- 1 colher de chá de páprica
- Sal e pimenta preta a gosto
- 2 ovos
- ¼ xícara de óleo de coco
- 2 xícaras de queijo cheddar ralado
- 1 colher de chá de alho em pó
- ½ colher de chá de vinagre de maçã
- ½ colher de chá de bicarbonato de sódio

Instruções:

1. Coloque os buquês de brócolis no processador de alimentos, adicione um pouco de sal e pimenta e misture bem.

2. Em uma tigela, misture a farinha de amêndoa com sal, pimenta, páprica, alho em pó e bicarbonato de sódio e mexa.

3. Adicione o queijo cheddar, o óleo de coco, os ovos e o vinagre e mexa tudo.

4. Adicione o brócolis e mexa novamente.

5. Forme 12 hambúrgueres, disponha em uma assadeira, introduza no forno a 375 graus F e asse por 20 minutos.

6. Ligue o forno para grelhar e asse seus biscoitos por mais 5 minutos.

7. Disponha em uma travessa e sirva.

Aproveitar!

Nutrição:calorias 163, gordura 12, fibra 2, carboidratos 2, proteína 7

Corndogs Saborosos

Estes são tão deliciosos e simples de fazer!

Tempo de preparo: 10 minutos

Tempo de cozimento: 10 minutos

Porções: 4

Ingredientes:

- 1 e ½ xícaras de azeite
- 2 colheres de creme de leite
- 1 xícara de farinha de amêndoa
- 4 salsichas
- 1 colher de chá de fermento em pó
- 1 colher de chá de tempero italiano
- 2 ovos
- ½ colher de chá de cúrcuma
- Sal e pimenta preta a gosto
- Uma pitada de pimenta caiena

Instruções:

1. Em uma tigela, misture a farinha de amêndoa com o tempero italiano, o fermento, a cúrcuma, o sal, a pimenta e a pimenta-caiena e mexa bem.

2. Em outra tigela, misture os ovos com o creme de leite e bata bem.

3. Junte as 2 misturas e mexa bem.

4. Mergulhe as salsichas nesta mistura e coloque-as em um prato.

5. Aqueça uma frigideira com o azeite em fogo médio, adicione as linguiças, frite por 2 minutos de cada lado e transfira para papel toalha.

6. Escorra a gordura, disponha em uma travessa e sirva.

Aproveitar!

Nutrição:calorias 345, gordura 33, fibra 4, carboidratos 5, proteína 16

Saborosos Nachos de Pimenta

Estes parecem maravilhosos! São tão saborosos e saudáveis!

Tempo de preparo: 10 minutos

Tempo de cozimento: 20 minutos

Porções: 6

Ingredientes:

- 1 libra de mini pimentões, cortados ao meio
- Sal e pimenta preta a gosto
- 1 colher de chá de alho em pó
- 1 colher de chá de páprica doce
- ½ colher de chá de orégano, seco
- ¼ colher de chá de flocos de pimenta vermelha
- 1 libra de carne bovina, moída
- 1 e ½ xícaras de queijo cheddar, ralado
- 1 colheres de sopa de pimenta em pó
- 1 colher de chá de cominho, moído
- ½ xícara de tomate, picado
- Creme de leite para servir

Instruções:

1. Em uma tigela, misture a pimenta em pó com páprica, sal, pimenta, cominho, orégano, flocos de pimenta e alho em pó e mexa.
2. Aqueça uma panela em fogo médio, adicione a carne, mexa e doure por 10 minutos.
3. Adicione a mistura de pimenta em pó, mexa e desligue o fogo.
4. Arrume as metades de pimenta em uma assadeira forrada, recheie-as com a mistura de carne, polvilhe o queijo, introduza no forno a 400 graus F e asse por 10 minutos.
5. Retire os pimentões do forno, polvilhe os tomates e divida entre os pratos e sirva com creme azedo por cima.

Aproveitar!

Nutrição:calorias 350, gordura 22, fibra 3, carboidratos 6, proteína 27

Barras de manteiga de amêndoa

Este é um ótimo lanche ceto para um dia casual!

Tempo de preparação:2 horas e 10 minutos

Tempo de cozimento: 2 minutos

Porções: 12

Ingredientes:

- ¾ xícara de coco, sem açúcar e ralado
- ¾ xícara de manteiga de amêndoa
- ¾ xícara de estévia
- 1 xícara de manteiga de amêndoa
- 2 colheres de sopa de manteiga de amêndoa
- 4,5 onças de chocolate amargo, picado
- 2 colheres de óleo de coco

Instruções:

1. Em uma tigela, misture a farinha de amêndoa com a stevia e o coco e mexa bem.
2. Aqueça uma panela em fogo médio-baixo, adicione 1 xícara de manteiga de amêndoa e o óleo de coco e misture bem.
3. Adicione isso à farinha de amêndoa e mexa bem.

4. Transfira para uma assadeira e pressione bem.

5. Aqueça outra panela com o chocolate mexendo sempre.

6. Adicione o restante da manteiga de amêndoa e bata bem novamente.

7. Despeje sobre a mistura de amêndoas e espalhe uniformemente.

8. Introduzir no frigorífico durante 2 horas, cortar em 12 barras e servir como snack ceto.

Aproveitar!

Nutrição:calorias 140, gordura 2, fibra 1, carboidratos 5, proteína 1

Lanche Saboroso de Abobrinha

Experimente isso hoje!

Tempo de preparo: 10 minutos

Tempo de cozimento: 15 minutos

Porções: 4

Ingredientes:

- 1 xícara de mussarela, ralada
- ¼ xícara de molho de tomate
- 1 abobrinha, fatiada
- Sal e pimenta preta a gosto
- Uma pitada de cominho
- Spray para cozinhar

Instruções:

1. Unte uma assadeira com um pouco de óleo e disponha as fatias de abobrinha.
2. Espalhe o molho de tomate sobre as fatias de abobrinha, tempere com sal, pimenta e cominho e polvilhe a mussarela ralada.
3. Introduzir no forno a 350 graus F e asse por 15 minutos.
4. Disponha em uma travessa e sirva.

Aproveitar!

Nutrição:calorias 140, gordura 4, fibra 2, carboidratos 6, proteína 4

Chips de abobrinha

Desfrute de um ótimo lanche com apenas algumas calorias!

Tempo de preparo: 10 minutos

Tempo de cozimento: 3 horas

Porções: 8

Ingredientes:

- 3 abobrinhas em fatias bem finas
- Sal e pimenta preta a gosto
- 2 colheres de azeite
- 2 colheres de vinagre balsâmico

Instruções:

1. Em uma tigela, misture o azeite com o vinagre, sal e pimenta e misture bem.
2. Adicione as fatias de abobrinha, misture bem e espalhe em uma assadeira forrada, introduza no forno a 200 graus F e asse por 3 horas.
3. Deixe os chips esfriarem e sirva-os como um lanche ceto.

Aproveitar!

Nutrição:calorias 40, gordura 3, fibra 7, carboidratos 3, proteína 7

Húmus Simples

Todo mundo adora um bom homus! Tente este!

Tempo de preparo: 10 minutos

Tempo de cozimento: 0 minutos

Porções: 5

Ingredientes:

- 4 xícaras de abobrinha, bem picada
- ¼ xícara de azeite
- Sal e pimenta preta a gosto
- 4 dentes de alho, picados
- ¾ xícara de tahine
- ½ xícara de suco de limão
- 1 colher de sopa de cominho, moído

Instruções:

1. No liquidificador, misture as abobrinhas com sal, pimenta, óleo, suco de limão, alho, tahine e cominho e misture muito bem.
2. Transfira para uma tigela e sirva.

Aproveitar!

Nutrição:calorias 80, gordura 5, fibra 3, carboidratos 6, proteína 7

Palitos de aipo incríveis

Isso é tão grande! É um lanche ceto incrível, de fato!

Tempo de preparo: 10 minutos

Tempo de cozimento: 0 minutos

Porções: 12

Ingredientes:

- 2 xícaras de frango assado, desfiado
- 6 talos de aipo cortados ao meio
- 3 colheres de sopa de molho de tomate quente
- ¼ xícara de maionese
- Sal e pimenta preta a gosto
- ½ colher de chá de alho em pó
- Algumas cebolinhas picadas para servir

Instruções:

1. Em uma tigela, misture o frango com sal, pimenta, alho em pó, maionese e molho de tomate e mexa bem.
2. Disponha os pedaços de aipo em uma travessa, espalhe a mistura de frango sobre eles, polvilhe um pouco de cebolinha e sirva.

Aproveitar!

Nutrição:calorias 100, gordura 2, fibra 3, carboidratos 1, proteína 6

Lanche de carne seca

Temos certeza que você vai adorar este lanche ceto!

Tempo de preparo: 6 horas

Tempo de cozimento: 4 horas

Porções: 6

Ingredientes:

- 24 onças âmbar
- 2 xícaras de molho de soja
- ½ xícara de molho inglês
- 2 colheres de sopa de pimenta preta
- 2 colheres de sopa de pimenta preta
- 2 quilos de carne redonda, fatiada

Instruções:

1. Em uma tigela, misture o molho de soja com pimenta preta, pimenta preta e molho inglês e misture bem.
2. Adicione as fatias de carne, misture bem e deixe na geladeira por 6 horas.
3. Espalhe isso em um rack, introduza no forno a 370 graus F e asse por 4 horas.
4. Transfira para uma tigela e sirva.

Aproveitar!

Nutrição:calorias 300, gordura 12, fibra 4, carboidratos 3, proteína 8

Molho de Caranguejo

Você vai adorar este incrível aperitivo keto!

Tempo de preparo: 10 minutos

Tempo de cozimento: 30 minutos

Porções: 8

Ingredientes:

- 8 tiras de bacon, fatiadas
- 12 onças de carne de caranguejo
- ½ xícara de maionese
- ½ xícara de creme de leite
- 8 onças de queijo creme
- 2 pimentas poblano, picadas
- 2 colheres de suco de limão
- Sal e pimenta preta a gosto
- 4 dentes de alho, picados
- 4 cebolinhas verdes, picadas
- ½ xícara de queijo parmesão + ½ xícara de queijo parmesão ralado
- Sal e pimenta preta a gosto

Instruções:

1. Aqueça uma panela em fogo médio alto, adicione o bacon, cozinhe até ficar crocante, transfira para papel toalha, pique e deixe esfriar.

2. Em uma tigela, misture o creme de leite com o cream cheese e a maionese e mexa bem.

3. Adicione ½ xícara de parmesão, pimenta poblano, bacon, cebolinha, alho e suco de limão e mexa novamente.

4. Adicione a carne de caranguejo, sal e pimenta e mexa delicadamente.

5. Despeje isso em uma assadeira resistente ao calor, espalhe o restante do parme, introduza no forno e asse a 350 graus F por 20 minutos.

6. Sirva o seu mergulho quente com palito de pepino.

Aproveitar!

Nutrição:calorias 200, gordura 7, fibra 2, carboidratos 4, proteína 6

Conclusão

Este é realmente um livro de receitas que muda a vida. Ele mostra tudo o que você precisa saber sobre a dieta cetogênica e ajuda você a começar.

Agora você conhece algumas das melhores e mais populares receitas cetogênicas do mundo.

Temos algo para todos os gostos!

Então, não hesite muito e comece sua nova vida como seguidor da dieta cetogênica!

Ponha as mãos nesta coleção de receitas especiais e comece a cozinhar desta forma nova, excitante e saudável!

Divirta-se muito e aproveite sua dieta cetogênica!

Deliciosas xícaras de pepino

Prepare-se para saborear algo realmente elegante e delicioso!

Tempo de preparo: 10 minutos

Tempo de cozimento: 0 minutos

Porções: 24

Ingredientes:

- 2 pepinos, descascados, cortados em fatias de ¾ de polegada e algumas das sementes retiradas
- ½ xícara de creme de leite
- Sal e pimenta branca a gosto
- 6 onças de salmão defumado, em flocos
- 1/3 xícara de coentro, picado
- 2 colheres de chá de suco de limão
- 1 colher de sopa de raspas de lima
- Uma pitada de pimenta caiena

Instruções:

1. Em uma tigela misture o salmão com sal, pimenta, pimenta de Caiena, creme de leite, suco de limão e raspas e coentro e mexa bem.

2. Encha cada xícara de pepino com esta mistura de salmão, arrume em uma travessa e sirva como aperitivo ceto.

Aproveitar!

Nutrição:calorias 30, gordura 11, fibra 1, carboidratos 1, proteína 2

Kebabs marinados

Este é o aperitivo perfeito para um churrasco de verão!

Tempo de preparo: 20 minutos

Tempo de cozimento: 10 minutos

Porções: 6

Ingredientes:

- 1 pimentão vermelho, cortado em pedaços
- 1 pimentão verde, cortado em pedaços
- 1 pimentão laranja, cortado em pedaços
- 2 quilos de bife do lombo, cortado em cubos médios
- 4 dentes de alho, picados
- 1 cebola roxa, cortada em pedaços
- Sal e pimenta preta a gosto
- 2 colheres de mostarda Dijon
- 2 e ½ colheres de sopa de molho inglês
- ¼ xícara de molho de tamari
- ¼ xícara de suco de limão
- ½ xícara de azeite

Instruções:

1. Em uma tigela, misture o molho inglês com sal, pimenta, alho, mostarda, tamari, suco de limão e óleo e bata muito bem.
2. Adicione a carne, pimentão e pedaços de cebola a esta mistura, misture e deixe de lado por alguns minutos.
3. Arrume o pimentão, os cubos de carne e os pedaços de cebola em espetos alternando as cores, coloque-os na grelha pré-aquecida em fogo médio, cozinhe por 5 minutos de cada lado, transfira para uma travessa e sirva como aperitivo de verão.

Aproveitar!

Nutrição:calorias 246, gordura 12, fibra 1, carboidratos 4, proteína 26

Rolinhos de Abobrinha Simples

Você tem que experimentar este aperitivo simples e muito saboroso o mais rápido possível!

Tempo de preparo: 10 minutos

Tempo de cozimento: 5 minutos

Porções: 24

Ingredientes:

- 2 colheres de azeite
- 3 abobrinhas, em fatias finas
- 24 folhas de manjericão
- 2 colheres de hortelã, picada
- 1 e 1/3 xícara de ricota
- Sal e pimenta preta a gosto
- ¼ xícara de manjericão, picado
- Molho de tomate para servir

Instruções:

1. Pincele as fatias de abobrinha com o azeite, tempere com sal e pimenta dos dois lados, coloque-as na grelha pré-aquecida em fogo médio, cozinhe por 2 minutos, vire e cozinhe por mais 2 minutos.

2. Coloque as fatias de abobrinha em um prato e deixe de lado por enquanto.

3. Em uma tigela, misture a ricota com o manjericão picado, a hortelã, o sal e a pimenta e mexa bem.

4. Espalhe sobre as fatias de abobrinha, divida também as folhas inteiras de manjericão, enrole e sirva como aperitivo com um pouco de molho de tomate ao lado.

Aproveitar!

Nutrição:calorias 40, gordura 3, fibra 0,3, carboidratos 1, proteína 2

Biscoitos Verdes Simples

Estes são muito divertidos de fazer e têm um sabor incrível!

Tempo de preparo: 10 minutos

Tempo de cozimento: 24 horas

Porções: 6

Ingredientes:

- 2 xícaras de semente de linhaça, moída
- 2 xícaras de semente de linhaça, embebidas durante a noite e escorridas
- 4 maços de couve, picada
- 1 maço de manjericão, picado
- ½ maço de aipo, picado
- 4 dentes de alho, picados
- 1/3 xícara de azeite

Instruções:

1. No seu processador de alimentos, misture a linhaça moída com o aipo, a couve, o manjericão e o alho e misture bem.
2. Adicione o óleo e a linhaça embebida e misture novamente.

3. Espalhe isso em uma bandeja, corte em biscoitos médios, introduza em seu desidratador e seque por 24 horas a 115 graus F, virando-os na metade.

4. Disponha-os em uma travessa e sirva.

Aproveitar!

Nutrição:calorias 100, gordura 1, fibra 2, carboidratos 1, proteína 4

CPSIA information can be obtained
at www.ICGtesting.com
Printed in the USA
LVHW010109020422
714993LV00009B/424